ストップ！前立腺がん

PSMAが変える日本のがん医療

車 英俊
一般社団法人セラノスティクス横浜理事
馬車道さくらクリニック院長

合同フォレスト

まえがき

「国民的がん」と言える前立腺がん

みなさん、こんにちは。

神奈川県横浜市の『馬車道さくらクリニック』で院長を務める泌尿器科医の車英俊と申します。

本書を手に取っていただき、誠にありがとうございます。

この本に関心があるということは、50歳を過ぎて前立腺がんを心配されている方や、PSA検査で前立腺がんの疑いありと診断された方ではないかと思います。あるいは前立腺がんと診断され、治療の情報を求めている方やそのご家族かもしれません。

泌尿器科医としては、前立腺がんの情報を求める男性が増えたというだけでも大きな前進だと感じます。

ひと昔前は、前立腺がんの情報を求める人はほとんどいませんでした。なぜなら長きにわたって前立腺がんは、日本人に無縁の病と考えられていたからです。

ところが、この10年ほどの間に前立腺がんの患者さんが急激に増え、お笑い芸人の間寛平さんや西川きよしさん、演出家の宮本亜門さんや劇作家の三谷幸喜さんといった著名人が相次いで前立腺がんを公表し、もはや日本人に無縁どころか、「国民的がん」と言ってもいいくらいになってきました。

国立がん研究センターの「がん統計予測」によると、２０２３年のがん罹患数は、１０３万３８００人（男性58万９２００人、女性44万４６００人）でした。

全体の部位別罹患数では、第１位が大腸がん、２位が肺がん、３位が胃がんとなり、前立腺がんは４番目となります。

しかし、男性にしぼって部位別罹患数を見ると、なんと前立腺がんが第１位。

特に懸念すべき点は、前立腺がんが急激な勢いで増え続けていることです。

それ以前も少しずつ増えてはいましたが、当時の天皇陛下であられる昭仁上皇が前立腺がんの手術を受けられた２００３年前後から、グラフが急上昇を示すようになり、一気に男性がんの第１位を奪取したのです。

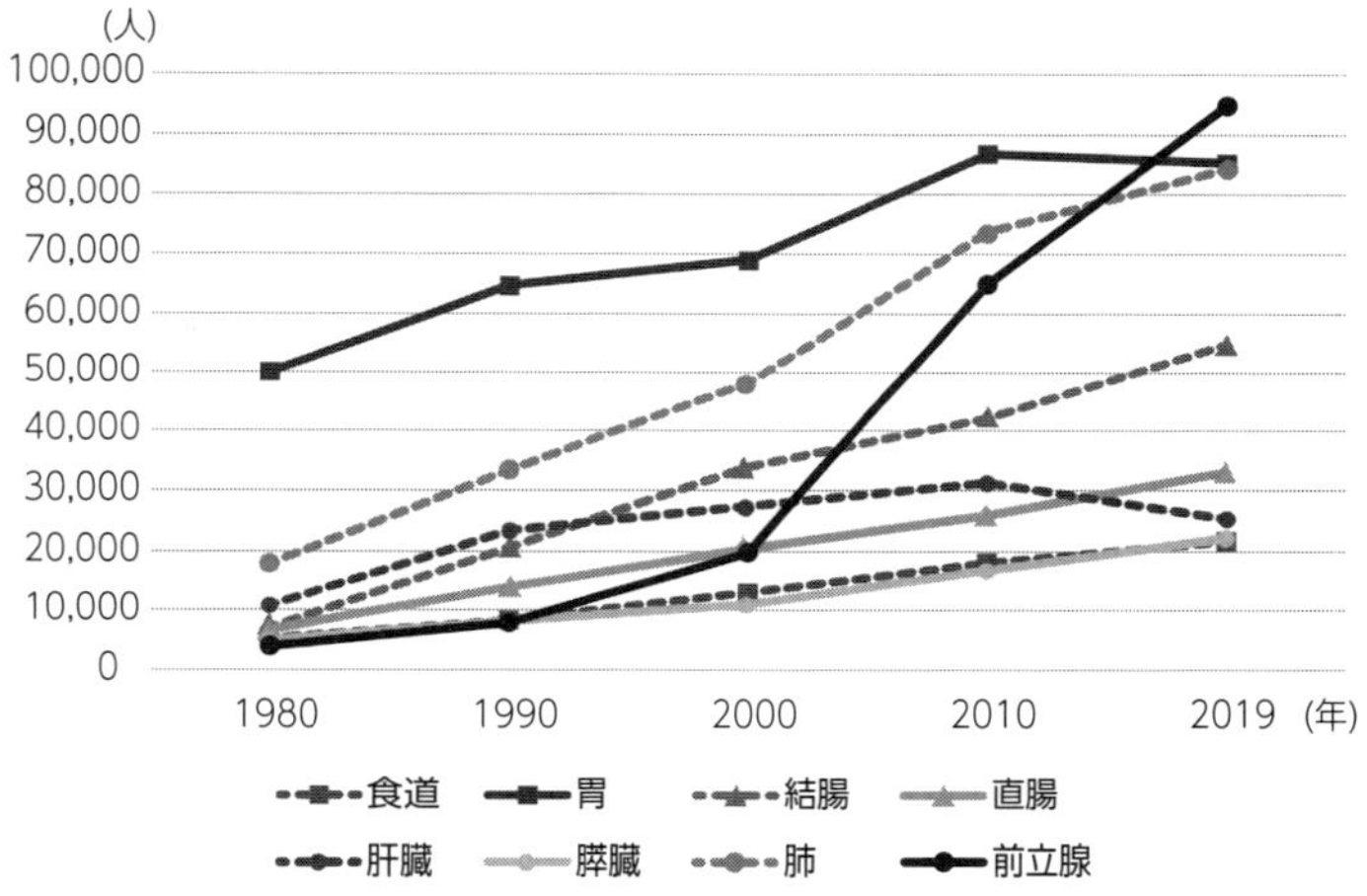

グラフ　全国男性の部位別がん罹患数
(国立がん研究センターがん情報サービス「がん統計」より著者作成)

前立腺がんは、「長生き病」とも言われ、高齢者に多いがんと考えられていましたが、近年は若年化が進み、50代で発症する人も増えています。

私が前立腺がんの研究を始めた20年ほど前は、前立腺がんがこれだけ増えるとは誰も予想しておらず、もちろん若年化することも想定されていませんでした。

あらためて自己紹介をかねて、私が前立腺がんの治療に関わるようになった経緯をお話ししたいと思います。

もともと私は、防衛医科大学校で医学を学び、卒業後は海上自衛隊に所属し、自衛隊医官として勤務していました。

この頃、国連平和維持活動（ＰＫＯ）に参加し、イスラエルとシリアの国境に位置するゴラン高原に赴任したこともあります。国境付近の地雷原で羊飼いの少年が爆死するという悲劇が繰り返され、医師としてやるせない気持ちになったものでした。また、船医として海上自衛隊の遠洋航海に長期間同行したりもしていました。

防衛医大の学費が免除されるには、卒業後９年間は自衛隊の医官として勤務する義務があります。ようやくその期間が終わり、私は前立腺がんについて研究したいと考え、北里大学大学院の博士課程に進んだのです。並行して大学病院の勤務医として働き、前立腺がんを専門とする指導医のもとで臨床経験を積んでいきました。

２００５年に東京慈恵会医科大学に移り、計７年間勤務しました。慈恵医大は、前立腺がんに対する先進的な取り組みで知られる病院ですので、そこでさらに前立腺がんの研究を深めていったのです。

私にとって転機となったのが、研究員としてカナダのバンクーバー総合病院前立腺センターに招聘《しょうへい》され、３年半にわたって去勢抵抗性前立腺がんの研究をしたことでした。

毎日のように前立腺がんに関する新たな論文を読み、先進的な医療技術を学んでいくうちに、私は前立腺がん治療の未来に大いに期待を寄せるようになっていました。

帰国後、再び慈恵医大に勤務した後、2013年に泌尿器科と皮膚科のクリニック『馬車道さくらクリニック』を開院し、現在に至ります。

前立腺がんの専門医として、私は今なお前立腺がんの治療をテーマに掲げています。

そもそも、私が前立腺がんを探求し続けるきっかけになったのは、当時はほとんど知られていなかったPSMAという物質を標的にした先進医療でした。本書ではPSMAを用いた検査と治療をまとめて「PSMA医療」とします。

このPSMA医療を海外で受けた末期の前立腺がん患者さんの病状が劇的に改善したことを目の当たりにし、これまでの前立腺がんの治療を一変させるような画期的な治療法だと確信したのです。

前立腺がんに苦しむ多くの患者さんにPSMA医療を受けていただきたいと思いましたが、日本では未認可のため国内で治療を受けることはできません。

そこで私は、一般社団法人『セラノスティクス横浜』を立ち上げ、2018年から提携するオーストラリアの病院でPSMA医療を受けるお手伝いを始めたのです。

一人でも多くの前立腺がん患者さんにこの最新治療を知ってほしいと思い、今ではPS

ＭＡ医療を伝える啓発活動が私のライフワークになっています。

本書では、「国民的がん」となった前立腺がんの発症・進行のメカニズムと、ステージごとの適切な治療法を紹介するとともに、今後日本でも認可されるであろうＰＳＭＡ医療についても詳しく説明しています。

前立腺がんは、けっして楽観できるものではありませんが、正しく理解し、適切な治療を受ければ、根治を目指すことも可能です。たとえ根治が難しかったとしても、近年の医療技術の進歩もあり、長く共存していくことができるでしょう。

前立腺がんの対策と治療法の選択に本書を役立てていただけると幸いです。

車　英俊

目次

第2章　たった3000円で前立腺がんは見つかる！

第3章　ＰＳＭＡ ＰＥＴ検査が前立腺がんの診療を劇的に変える

第5章　前立腺がんはステージ4でも怖くない!?

第6章　前立腺がんを予防する生活習慣

第１章

あなたも「前立腺がん」かもしれない

前立腺の仕組みと役割とは？

そもそも前立腺とは、どんな役割を担っている臓器なのでしょうか？

男性がんの第1位になったことで、多くの人に意識されるようになった前立腺ですが、いったいどこにあり、どんな機能を持っているかは意外と知られていません。

前立腺がんに立ち向かうためにも、前立腺の役割をきちんと理解しておいたほうがいいでしょう。

まず前立腺の場所については、下腹部の膀胱《ぼうこう》の下に位置し、尿道の根本の部分を取り囲んでいます。大きさは横３・５㎝以内×縦３㎝以内が正常とされ、逆さにしたクルミのような形状をしています。

子どもの頃はもっと小さいのですが、思春期になって睾丸《こうがん》から「テストステロン」という男性ホルモンが分泌されるようになると次第に大きくなってきます。

いったん成人男性のサイズになると、40代までは変化はありません。しかし、40代以降は徐々に大きくなる傾向があり、程度の差こそあれ、すべての男性の前立腺は肥大化して

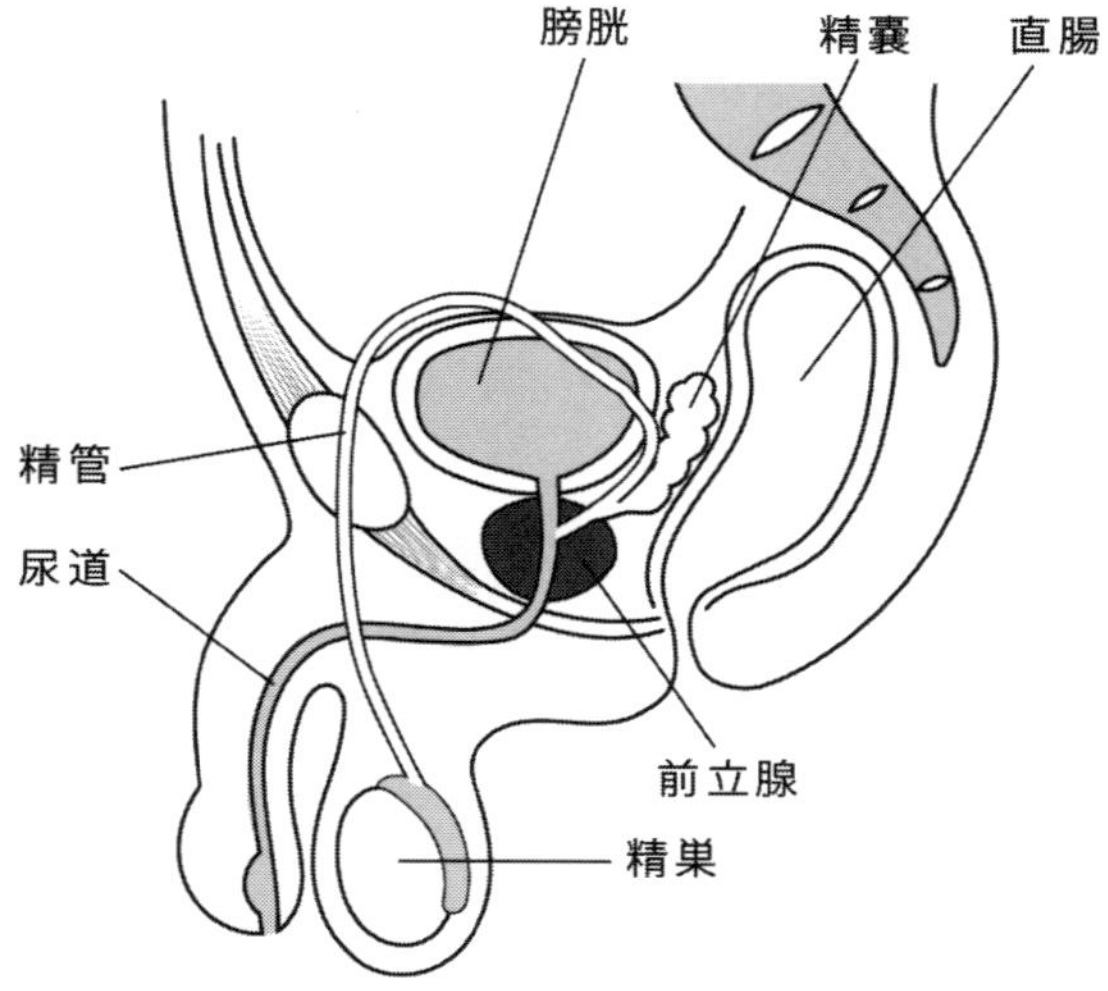

図　前立腺の位置（著者原図）

いきます。ちなみに肥大化がさらに進行し、排尿障害が起きるほどになると前立腺肥大症と診断されます。

前立腺の内部には、尿道と射精管《しゃせいかん》が通っています。

前立腺内で尿道を取り囲んでいる部分が「移行域（内腺）」、射精管を取り囲んでいる部分が「中心域」です。この2つの腺組織は中心部で隣接し、それを取り囲むように「辺縁域《へんえんいき》（外腺）」が広がる三重構造になっています。

前立腺がんは、この辺縁域に特に発生しやすいのです。比率でいうと、辺縁域が7割ほどを占め、移行域が2割ほど、中心域は1割以下。そのため、前立腺がんの確定診断に必要な針生検では、特に辺縁域を多く採取します。

前立腺の構造がわかると、おのずと役割も理解しやすいと思います。

前立腺の中に尿道と射精管が通っていることから察せられるように、前立腺の役割を大きく分けると、「排尿」と「生殖」の2つに関わります。

まずは排尿の仕組みから見ていきましょう。

前立腺は膀胱の出口付近に位置し、上部には「内尿道括約筋《ないにょうどうかつやくきん》」があり、下部には「外尿道括約筋」という筋肉があります。前立腺にも「平滑筋《へいかつきん》」という筋肉があり、これらを収縮したり緩めたりすることで、私たちは排尿をコントロールしています。

ちなみに前立腺の全摘手術で尿漏れの後遺症が発生しやすいのは、これらの**筋肉が手術で損傷を受ける**可能性があるからです。

続いて射精の仕組みについて説明します。

尿と精液は出口が一つであるにもかかわらず、射精の瞬間に尿意をもよおすことはありません。

これは射精時に前立腺の上部にある「内尿道括約筋」が収縮し、膀胱の出口が閉じるからです。同時に「外尿道括約筋」が収縮し、前立腺内の尿道が膨らんで細い部屋のようになります。ここに前立腺で作られた「前立腺液」が分泌されます。

そもそも前立腺とは、排尿と射精をコントロールする器官というだけでなく、精液の一部となる**「前立腺液」を作り出す分泌器官**でもあるのです。

精液は睾丸（精巣）で作られるものと思われがちですが、実は睾丸が作っているのは精子のみであり、これは精液の1％ほどにすぎません。

精液の7割以上は精嚢《せいのう》から分泌される「精嚢液」であり、残りの3割ほどが前立腺から分泌される「前立腺液」です。

これらが前立腺内の尿道でミックスされ、白濁色の精液になります。

精液の大半を占める精嚢液は、果糖を多く含み、精子が活動するための栄養源になっています。前立腺液もまたクエン酸や亜鉛などを含み、精子が活動するためのエネルギーを供給しています。また、精液は外に出ると固まってくるため、前立腺で作られる酵素が凝固を防いでいます。

前立腺液の役割はこれだけではありません。女性の生殖器内は弱酸性であるため、そのまま精子を送り込むと死滅してしまいます。そこで弱アルカリ性の前立腺液が精子を守っ

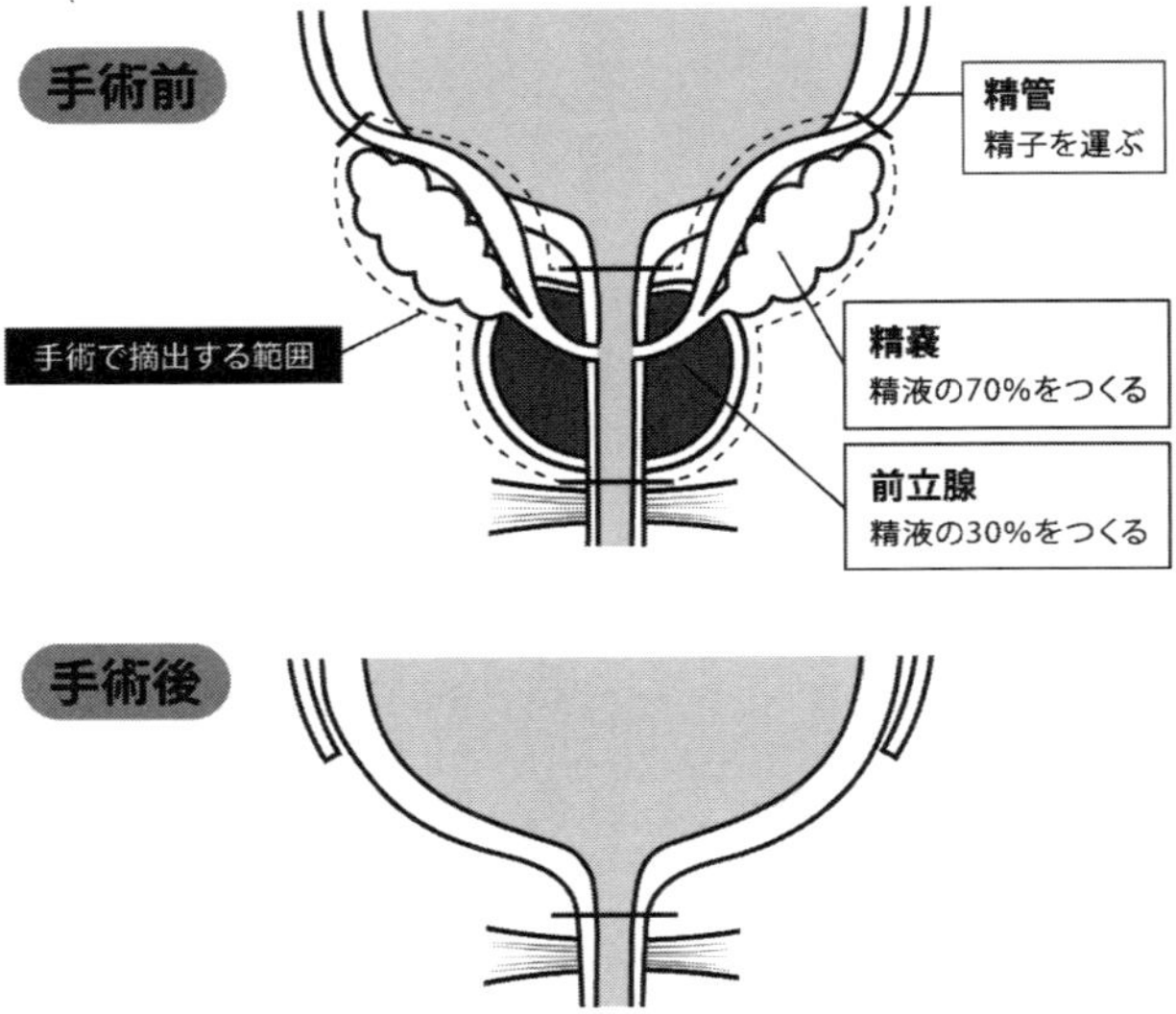

図　手術により前立腺と精嚢を摘除、精管を切断（著者原図）

ているのです。

精巣・精嚢・前立腺はひとつながりの製造ラインのようなものですから、手術で前立腺を取ってしまうと、精液の製造はストップしてしまいます。

前立腺の摘出手術において、勃《ぼっ》起《き》不全《ふぜん》の後遺症を心配する声もありますが、今では**腹腔鏡手術やロボット手術の進歩**により、かなり後遺症は少なくなりました。しかし、勃起はできても精液は射出されなくなるので、いくぶん性的快感は失われるかもしれません。精液は出なくなっても射精感はありますから、慣れればそれほど気にならなくなるでしょう。

前立腺が失われたからといって生死に関わるわけではありませんが、男性のＱＯＬ（生活の質）に大きく関わっている大切な臓器が前立腺なのです。

前立腺肥大症と前立腺がんは無関係

前立腺がんの話に入る前に、前立腺の他の病気についても理解しておきましょう。

２０２４年1月にイギリスのチャールズ国王が、前立腺肥大症の治療のために入院されたことがニュースになりました。

前立腺は加齢とともに肥大化する臓器ですから、75歳のチャールズ国王が治療を受けることは、けっして珍しいことではありません。

チャールズ国王も世の男性に検査をうながすために公表したそうです。

日本でも前立腺肥大症は年々増え続けており、55歳以上の5人に1人は前立腺肥大症と推測されています。潜在患者数は４００万人以上とも言われますが、実際に泌尿器科を訪れる人は年間40万人ほど。

ほとんどの人は「高齢だから仕方がない」「医者に行くほどでもない」と我慢しているのではないでしょうか。

しかし、前立腺肥大症を放置していると、症状が悪化する恐れがあります。

発症のメカニズムとしては、加齢とともに前立腺内の尿道周囲腺という部分が膨らんで尿道を圧迫することが原因です。これにより尿が出にくくなり、頻尿や残尿といった排尿障害が起きます。

尿の出始めの勢いが弱かったり、途中で途切れたりといった排尿困難、あるいは就寝中に2回以上トイレで目が覚めるといった夜間頻尿の症状があったら、前立腺肥大症を疑ってみるといいでしょう。

次の段階になると、膀胱に尿が残る「残尿」になります。大した問題ではないように思われるかもしれませんが、残尿に細菌が感染して感染症が起きやすくなるので気をつけてください。また、尿が出なくなる「急性尿閉《きゅうせいにょうへい》」が起きる場合もあります。

さらに症状が悪化した段階では、慢性的に尿が出なくなる「慢性尿閉」になります。そうなると膀胱いっぱいに残尿が溜まり、尿漏れや失禁を起こすこともあれば、末期になる

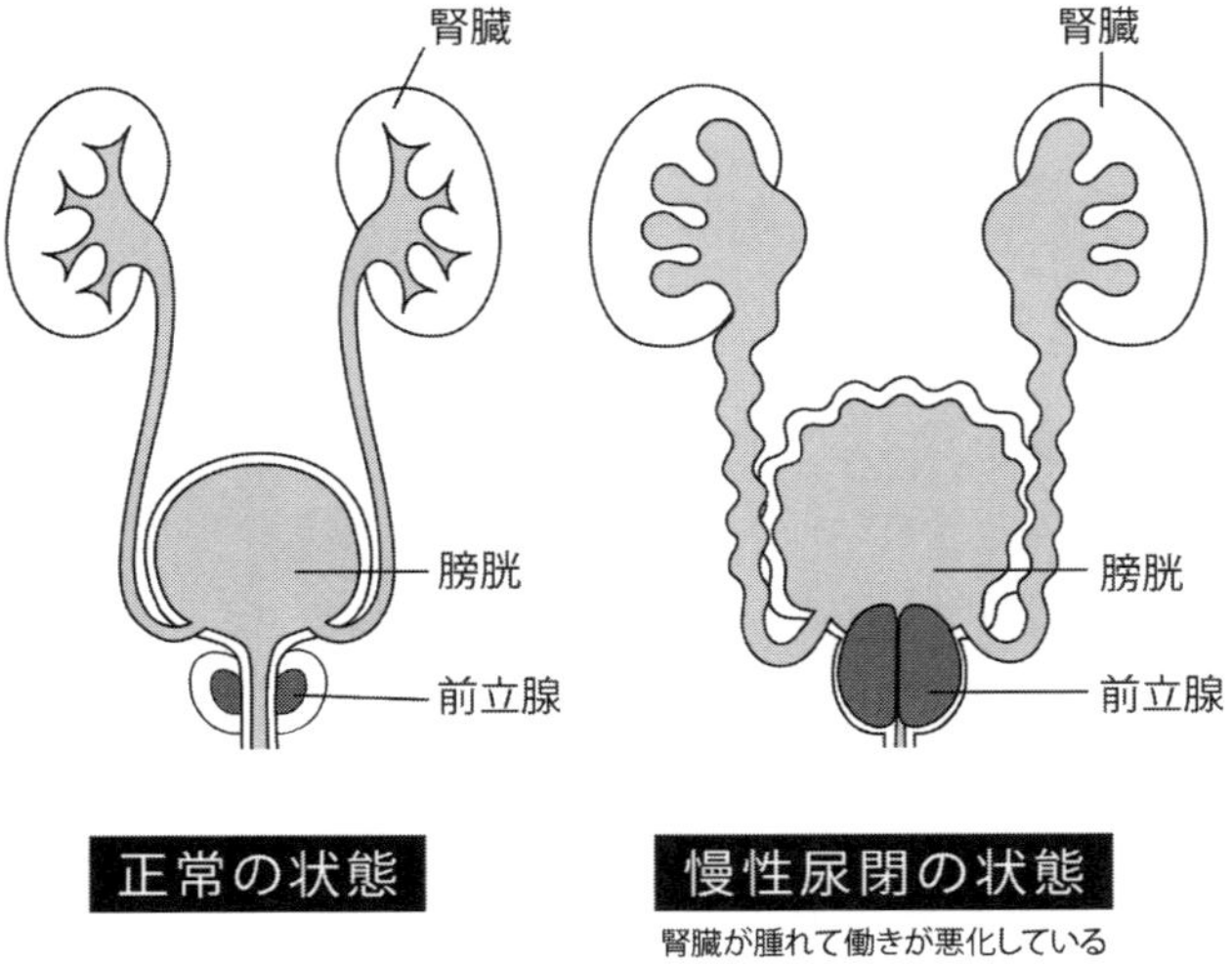

図　尿閉になったとき（著者原図）

と尿毒症を起こすこともあります。

尿が出なくなること自体、きわめて危険な状態です。膀胱に溜まった尿が出なくなると、尿を作る腎臓に影響が及びます。腎臓は、尿を作って体の水分量やミネラルバランスを調整しているほか、血液をろ過して体へのさまざまな有害物質（尿毒素）を排せつしています。また、血圧をコントロールし、血液を作るホルモンも出しています。尿が出なくなると、こうした重要な腎臓の働きが悪くなって、命が危ぶまれる事態にもなりかねません。

とはいえ、前立腺肥大症は、前立腺がんのように転移するものではありませんから、しっかり治療すれば根治できる病気です。

最近は症状を緩和する薬の選択肢が増えていますし、前立腺を30％ほど小さくする薬もありますので、多くの人は薬物療法で対処できます。しかし、薬で十分な効果が得られないときには、手術を選択する場合もあります。

前立腺肥大症の手術は、かつては尿道からカメラを挿入して電気メスで内側から肥大した前立腺を削り取る経尿道的前立腺切除術（ＴＵＲＰ）という方法が主流でしたが、最近は治療技術の進歩が著しく、レーザーを使って肥大した部分をくり抜くホルミウムレーザー前立腺核出術《ぜんりつせんかくしゅつじゅつ》（ＨｏＬＥＰ）や、肥大組織を蒸発させる接触式レーザー前立腺蒸《ぜんりつせんじょう》散術《さんじゅつ》（ＣＶＰ）、光選択的前立腺レーザー蒸散術（ＰＶＰ）、ツリウムレーザー前立腺蒸散術（Ｔｈｕ-ＶＡＰ）、さらに、コンピュータ制御されたジェット水流によって肥大組織を切除するアクアブレーション治療というものも認可され、どんどん体に優しい治療が受けられるようになっています。

手術に抵抗のある方には、前立腺の切除が不要な治療法として、前立腺の中に小型のインプラントを埋め込み、肥大した前立腺を持ち上げて排尿しやすくする経尿道的前立腺吊り上げ術（ウロリフト）という治療法も選択できます。病院によって取り入れている方法が異なりますから、主治医に相談してみてください。

手術をすれば多くの人は薬が必要なくなりますが、尿道周囲腺の周りの移行域（内線）と膀胱の出口を取ってしまうため、精液は量も減りますし、膀胱へ逆流する（逆行性射精）ことでほとんど出なくなります。ただし、手術を受ける方の多くが高齢者であるため、気にする人は多くはないようです。

前立腺がんの手術をすると、後遺症で尿漏れが起きることがあるため、尿漏れの症状を前立腺がんのサインだと誤解している人もいるようですが、前立腺がんが原因で尿漏れや頻尿といった症状が出ることはめったにありません。

基本的に前立腺がんと前立腺肥大症は無関係です。もし関係があるとしたら、前立腺肥大症の症状が現れたことで泌尿器科を受診し、たまたま前立腺がんが発見されるケースが非常に多いことでしょう。

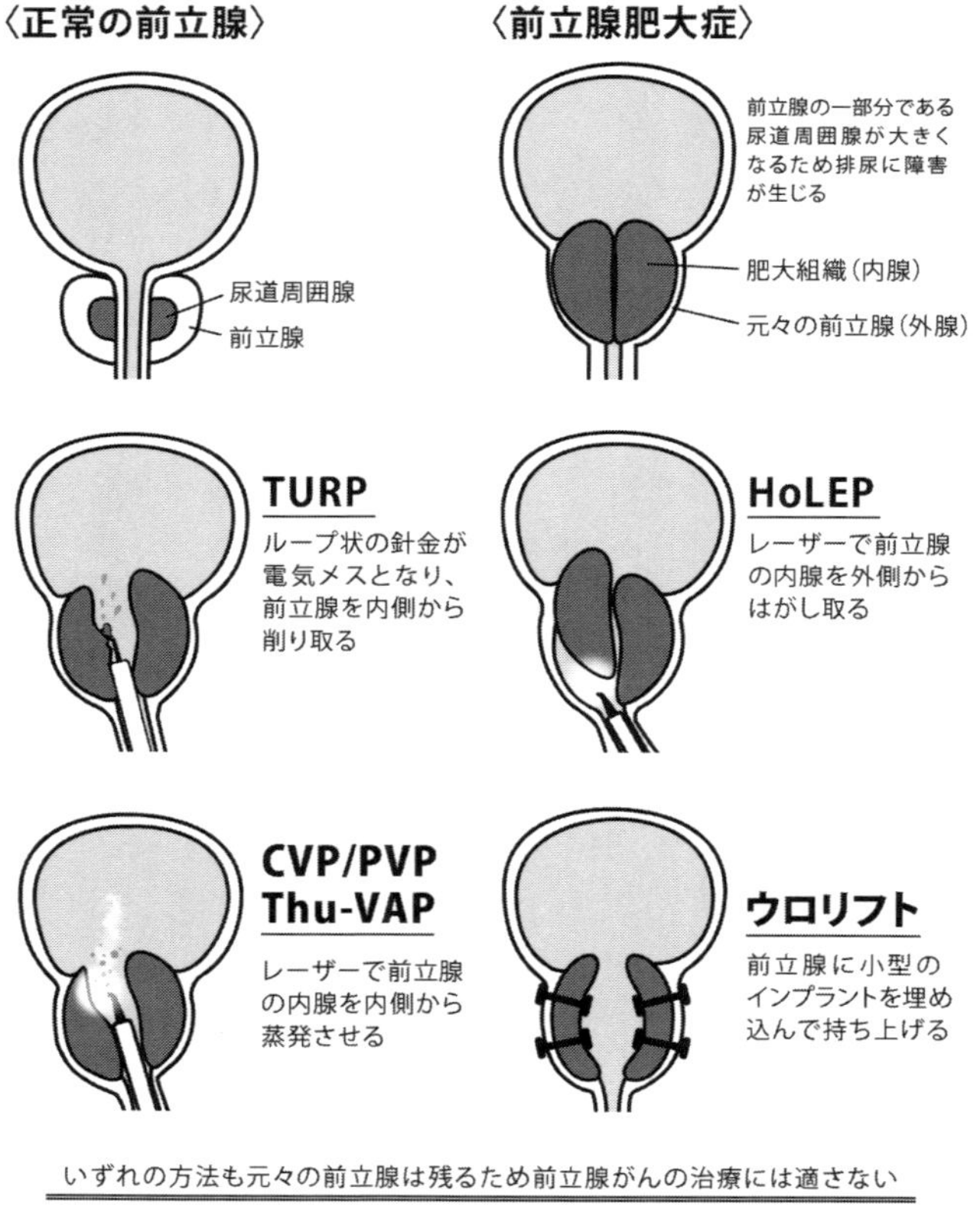
〈正常の前立腺〉
尿道周囲腺
前立腺
〈前立腺肥大症〉
前立腺の一部分である尿道周囲腺が大きくなるため排尿に障害が生じる
肥大組織（内腺）
元々の前立腺（外腺）
TURP
ループ状の針金が電気メスとなり、前立腺を内側から削り取る
HoLEP
レーザーで前立腺の内腺を外側からはがし取る
CVP/PVP
Thu-VAP
レーザーで前立腺の内腺を内側から蒸発させる
ウロリフト
前立腺に小型のインプラントを埋め込んで持ち上げる
いずれの方法も元々の前立腺は残るため前立腺がんの治療には適さない

図　前立腺肥大症の術式一覧（著者原図）

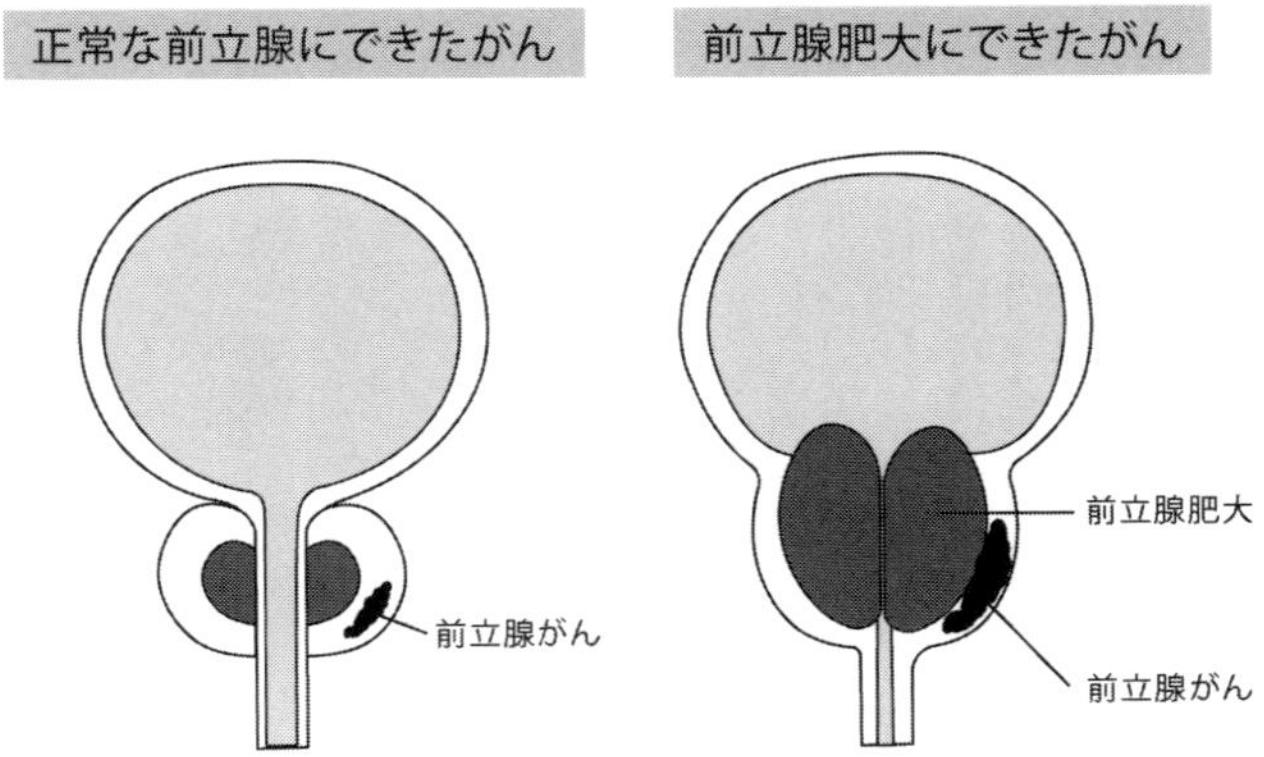

図　前立腺肥大症と前立腺がんの解剖学的な違い（著者原図）

日本泌尿器科学会編集の『前立腺癌診療ガイドライン』においても、前立腺肥大症の診療の際に前立腺がんもあわせて調べることが必須になっています。

チャールズ国王も前立腺肥大症の検査でがんが見つかりました。ただし、前立腺がんではないとのこと。具体的にどの部位かは公表されていませんが、別の病気の検査を通してがんが見つかることは、思いのほか多いものです。

前立腺の主な病気では、他に「前立腺炎」がありますが、こちらも前立腺がんとは関係しません。症状としては、下腹部の不快感が特徴で、排尿時の痛みや残尿感、射精痛などの症状が出ることがあります。

前立腺炎に関しては、超音波検査や尿検査で前立腺がむくんで腫れていたり尿に膿が混じっていたりすることが確認できるため、前立腺がんとの違いは比較的わかりやすいです。また、前立腺がんと違って若い人も罹患しますから、その場合は、前立腺がんを調べることはまずありません。

前立腺がんが見つかるとしたら、やはり前立腺肥大症の診療時です。前立腺肥大症の様な症状が出たら、同時に前立腺がんの検査も受けるつもりで受診するようにしてください。

前立腺がんは全世界で2番目に多い男性がん

日本で前立腺がんが問題視されるようになったのは比較的最近のことですが、実は紀元前から人類を苦しめてきた病が、前立腺がんでした。

なんと２２５０年も昔のエジプトのミイラから前立腺がんが見つかっているのです。

このミイラは50代と推定され、骨盤、腰、腕、足など、骨のいたるところに無数の腫瘍が発見されました。前立腺がんが直接的な死因とみて間違いないでしょう。

世界最古のものでは、ロシアで2700年前のスキタイ人の骨から前立腺がんが見つかるなど、年代や地域を問わず前立腺がんが発見されています。

それまで古代人の骨やミイラからがんが見つかることは、非常にまれなことでした。そのためがんが増え出したのは、産業化が始まった近代以降と考えられていたのです。

なぜ今になってミイラから前立腺がんが発見されるようになったかというと、高解像度CTスキャンがミイラの解析に使われるようになったのが、2005年以降だからです。

もっと前からこの技術が使われていたら、きっと「太古の昔から人類はがんに苦しんできた」という認識に変わっていたことでしょう。

現代に話を戻し、世界の前立腺がんの現状を見てみましょう。

2022年のWHOのデータによると、全世界の前立腺がんの罹患率は男性10万人あたり年間29・4人で、これは肺がん(32・1人)に次ぐ2番目の多さです。死亡率は年間7・3人/10万人で、男性がんでは第5位となっています。

地域別では、オセアニア、北欧、西欧、北米の順に罹患率《りかんりつ》が高く、アジア地域は明らかに低い傾向がみられます。

死亡率については罹患率で上位の地域が高い傾向がみられますが、アフリカや中南米地域がきわめて高く、オセアニアや北欧の死亡率の2倍ほどにもなります。

先進国と発展途上国を比べると、先進国のほうが約5倍も罹患率が高いといわれています。ただし、発展途上国は前立腺がんの検査体制が不十分であるため、発見される率が低く、死亡率が高いという結果になっている可能性もあります。

先進国の中でも、とりわけ欧米人に前立腺がんは多く、なかでもアメリカは長らく男性がんの罹患数で前立腺がんが第1位をキープし、死亡数も2位という深刻さです。

人種別では、黒人の罹患率が4人に1人、次いで多いのが白人の8人に1人、アジア人は13人に1人と推定されています。

罹患率の人種差については、遺伝的要因が大きいと考えられています。

私もその説に異論はありませんが、前立腺がんの潜在的な保有率については、全人種で同程度なのではないかと考えています。

早期の前立腺がんはほとんど症状がなく、10～20年かけてゆっくり進行していくのが特

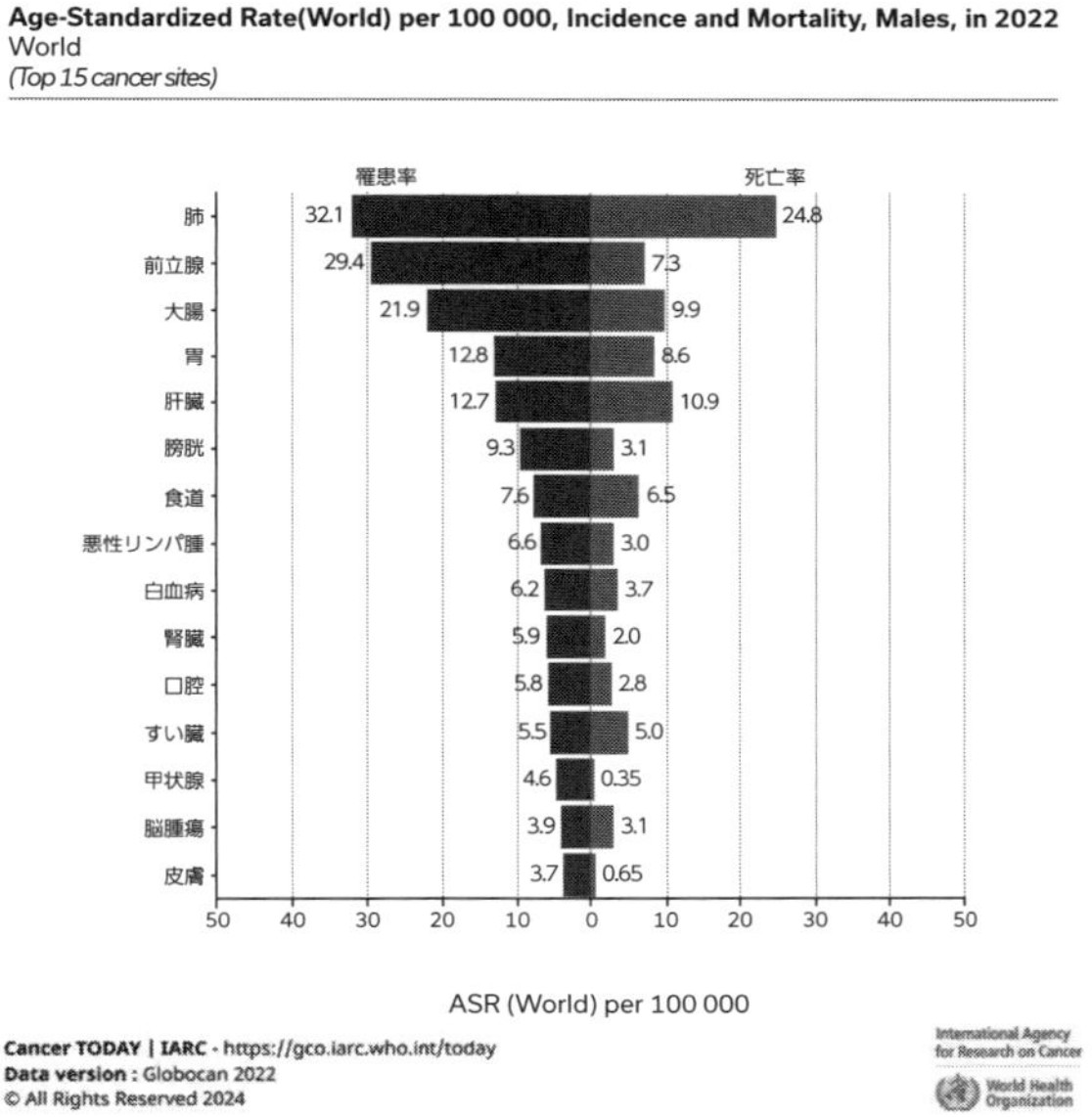

グラフ　世界の男性のがん種別罹患率と死亡率
（WHO International Agency for Research on Cancer 2022 より）

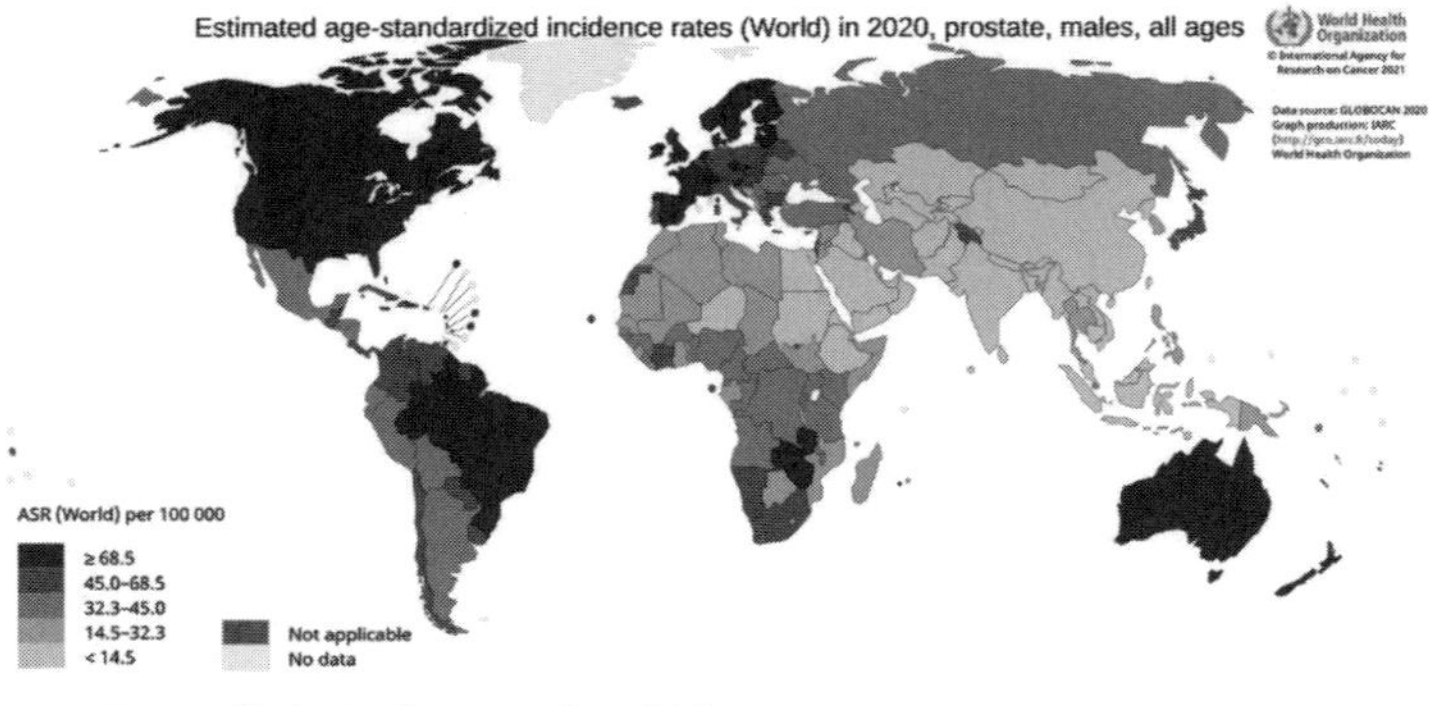

図　世界の前立腺がんの発症の割合
（WHO International Agency for Research on Cancer 2021 より）

微です。そのため悪性度が増してから発覚するケースが非常に多くみられます。つまり、本当はもっと若い時分から前立腺がんを保有していた可能性もあるわけです。

死亡後の解剖によって発見されるがんを「ラテントがん」といいますが、生前に前立腺がんの兆候がみられなかった人でも、解剖するとかなりの確率で前立腺がんが見つかります。若年層においても30代から微小なラテントがんが認められるなど、本人すら気づいていない前立腺がんは想像以上に多いものです。

前立腺がんを「浸潤型《しんじゅんがた》」と「非浸潤型」に分けてラテントがんを調査したデータがあります。簡単にいうと、増殖しているがん（浸潤型）と、眠っているがん（非浸潤型）という比較です。

浸潤型のラテントがんの調査では、黒人が23・5％、白人が18・2％、コロンビア人が19・8％、日本人が8・8％という保有率でした。たしかに人種差が認められますが、もう一方の非浸潤型の調査では、ほとんど人種差は認められなかったのです。

興味深いことに、ハワイ在住の日本人の保有率は13・8％でした。日本在住の日本人が8・8％ですから、人種が同じでも地域によって差があるわけです。

これは私の個人的見解になりますが、前立腺がんの潜在的な保有率については、ほとんど人種差がなく、がんが増殖をし始めて悪性度が高くなるタイミングで、人種差や地域差が大きく関わってくるのではないかと考えています。

もともとアジア人は前立腺がんの罹患率が低いとされていましたが、日本や韓国といったアジアの先進国でも急上昇していることを考えると、欧米的な食生活やライフスタイルが引き金となって眠っていた前立腺がんが増殖し始めて、前立腺がんが発見されやすくなっているのかもしれません。

日本でも急増中！ 50歳になったら前立腺がんを疑え

かつて日本の前立腺がん発症率は、欧米の10分の1から20分の1程度とされ、ほとんど問題視されることのないがんでした。

しかし、近年は欧米並みに急増しているのが現状です。

その原因の一つとして挙げられるのが、食生活の欧米化でしょう。

日本人の食生活が魚から肉へと変化したことにより、飽和脂肪酸《ほうわしぼうさん》の摂取量が増えたことが影響していると考えられているのです。

飽和脂肪酸は肉類、乳製品、食用油、お菓子などに多く含まれ、メタボリックシンドローム（メタボ）や生活習慣病の原因にもなっています。さらにメタボの人が前立腺がんになると、転移のリスクが4倍にもなると報告されるほど。

食生活を振り返ってみると、心当たりがある人も多いのではないでしょうか。

1975年の調査では、日本の前立腺がん患者は、わずか2万4112人でした。ところが、2019年には9万4748人にもなり、なんと約40倍に増加。この年に前立腺がんは**男性がんの罹患数において、ついに第1位**となってしまったのです。

それに続いて多いのが、大腸がん、胃がん、肺がんという順になりますが、これらは以前から安定して多かったがんですから、この20年ほどで前立腺がんが急激に伸びて一気に追い越したかたちとなります。

これまで前立腺がんは、発症しても生活に支障がない場合も多く、予後が悪くないがんと考えられてきました。

厚生労働省の「2022年の人口動態統計」によると、がんの部位別死亡数の第1位が肺がんの5万3750人、2位が大腸がんの2万8099人であり、前立腺がんは1万3439人で6位です。

罹患してもすぐに死亡に至るケースがきわめて少ないことが前立腺がんの特徴ですが、前立腺がんの爆発的な増加に伴い、今後、死亡数においても上位に入ってしまうことが予測されます。

前立腺がんの増加には、日本人の高齢化も関係しています。なぜなら前立腺がんは加齢とともに発症しやすくなるからです。

前立腺がんは50代から急速に増え始め、**発症の平均年齢は70代**です。

これは、前立腺がんがゆっくり進行するため、発症から発見までのタイムラグがあるためだと考えられます。

前立腺がんは、男性の9人に1人が生涯で罹患するとされていますが、潜在的に前立腺がんを保有している人は、もっと多いものと私は見ています。

前立腺がんの保有率に関する研究として、前述した他の原因で亡くなった方の「ラテントがん」を調査する方法があります。

私もこの研究に携わっており、遺体を解剖して前立腺に異常がないかを調べるのですが、60代の半数以上に前立腺がんが見つかります。

年齢とともに保有率は上がっていき、50代で15％ほどだったのが、60代になると50％まで増加し、70代が60～70％、80代は70％以上というふうに高齢になるほど割合が高くなっていきます。

「自分はまだ50代だから大丈夫だ」と安心してはいけません。近年は若年化も進んでおり、なかには40代で前立腺がんが見つかる人もいるのです。

そこでみなさんにお願いしたいのは、たとえ兆候がなかったとしても、**50歳を過ぎたら必ず前立腺がんの検査を受けること**です。

前立腺がんは、早期のうちに治療を始めれば、短期間の軽い治療で済む場合が多く、根治する人も少なくありません。逆に進行してから見つかると、転移が広がって治療が長引いてしまうことが多いのです。

進行が遅いということは、10～20年といった長期戦になりうるということ。

その間、「この治療が効かなければ次の治療」というふうに放射線治療やホルモン治療

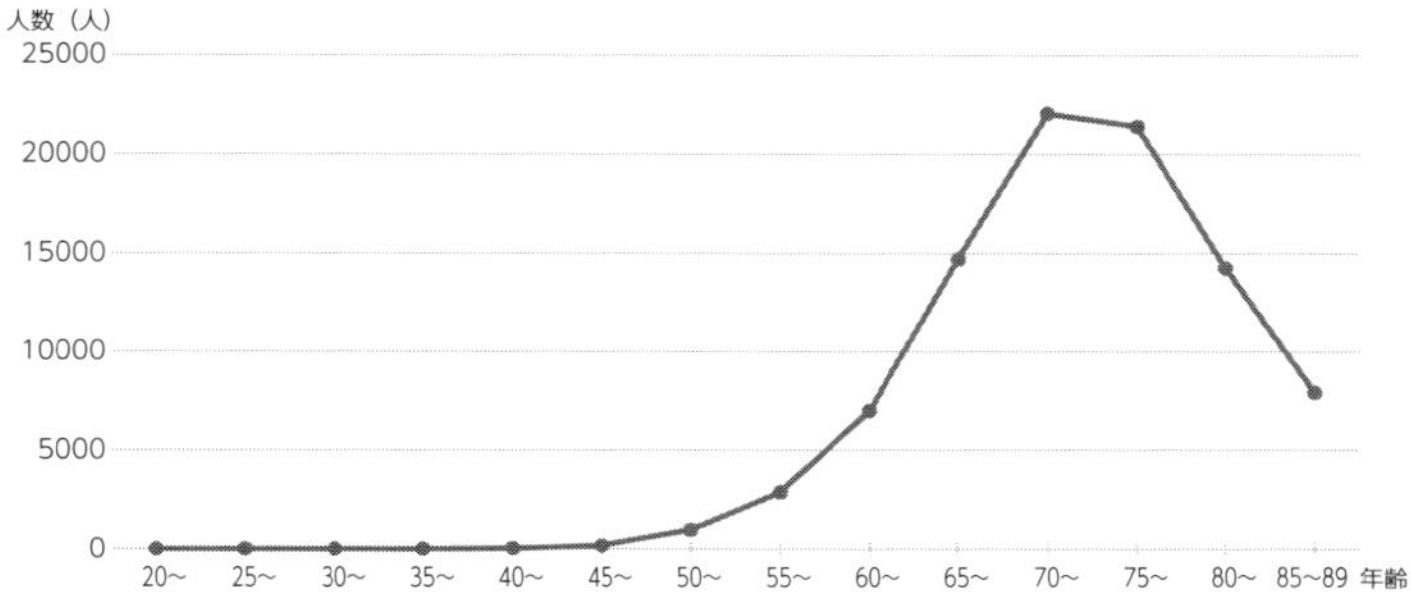

グラフ　2019年の前立腺がん年齢別罹患数（国立がん研究センターがん情報サービス「がん統計」より著者作成）

といったさまざまな治療法を試みることになります。そのぶん医療費も高くつき、経済的にひっ迫してくることもライフプランにおいて大きな問題です。さらには治療に伴う副作用の問題もあります。

男性ホルモンを抑制する治療を行えば、副作用で男性的な活力や筋力が失われてしまいますし、前立腺を摘出する手術を行うと、尿漏れの後遺症に悩まされたり、男性機能が失われたりする場合もあります。

高齢ならあきらめもつくかもしれませんが、働き盛りの年代でそうなると、人生の張り合いがなくなり、元気に働き続けることもままならなくなるでしょう。

これは個人だけの問題ではありません。前立腺がんを抱えるお父さん世代が増えれば増えるほど、日本の労働力は損なわれ、国の医療費負担額も増大していきます。

だからこそ、国をあげて前立腺がんの早期発見・早期治療に取り組むべきだと私は考えています。

人生百年時代といわれる現在、50歳から先の人生はまだまだ長いわけですから、ぜひ早めに前立腺がんの検査を受けるようにしてください。

ひそかに進行する前立腺がんの症状とは

前立腺は加齢とともに肥大化するため、誰しも年をとると多少は頻尿気味になったり、残尿感を感じたりするものです。そうした身体的な変化を前立腺がんの兆候のように感じ、不安に思う人もいるかもしれませんが、早期の前立腺がんはまったくと言っていいほど自覚症状が現れません。

レーダーに探知されにくいステルス戦闘機をイメージしてみるといいでしょう。現代の戦争は、ミサイルや戦闘機と、それを迎撃する防空システムとのいたちごっこです。そこへステルス戦闘機がレーダーをすり抜けて侵入し、突如として姿を現して攻撃を加える。前立腺がんが進行する様子は、この動きに似ています。

通常のがん検査では、血液検査や画像検査、内視鏡検査などのさまざまな方法で腫瘍を検知しようとします。一方で前立腺がんは、通常のがん検査で発見することが難しく、特に早期は腫瘍が微小だったり活発でなかったりするため、なかなか検知できません。しかも自覚症状がないので、積極的に検査を受ける感じでもないわけです。

今ではＰＳＡ検査（48ページに詳細）によって、自覚症状がない早期の前立腺がんも見つけやすくなっていますが、ＰＳＡ検査が普及する前は、何かしらの症状が出てから検査を受ける人がほとんどでした。

しかし、前立腺がんにおいて症状が出るということは、かなり悪性度の高い進行がんであることを意味します。

レーダーをすり抜け、音もなく近づいてきたステルス戦闘機が、いきなり猛攻撃してきたようなものです。その段階で戦っても、もはやお手上げ状態でしょう。

前立腺がんが前立腺周辺に留まっているうちは、周囲に主だった臓器もないため、ほとんど症状が出ることはありません。しかし、がんが進行していくにつれ、さまざまな症状が出てきます。段階ごとに現れる症状を見ていきましょう。

◯自覚症状がない段階

前立腺がんは、前立腺の辺縁域にできることが多いため、尿道を圧迫することもなく、ただちに排尿障害が起きるようなことはありません。もし**尿漏れや頻尿といった排尿障害**が起きているとしたら、前述のように前立腺肥大症の可能性が高いです。

自覚症状がないため長年放置されてしまい、気づいたときには進行しているのが、前立腺がんの厄介なところでしょう。

◯症状が出始める段階

かといって、前立腺がんでまったく排尿障害が起きないわけではありません。

腫瘍が大きくなると、尿道や膀胱周辺を圧迫し、「尿が出にくい」「排尿回数が増える」といった症状が出ることもあります。ただし、腫瘍がかなり大きくなっても症状が出ないことがあり、この段階でもなかなか自覚することは難しいでしょう。

前立腺周辺に留まっていた前立腺がんが尿道付近まで広がった場合、血尿が出るケースもあります。また、ごくまれに精液に血が混じる血精液症の症状が現れる場合もあります。これらの症状のみから転移は判断できませんが、すでに他の部位に転移していることが多いのも事実です。

◯明らかな症状が出た段階

前立腺がんが骨に転移し、腰や背中に痛みが生じた段階です。

他のがんの骨転移は骨を溶解させますが、前立腺がんの骨転移は、「造骨性《ぞうこつせい》」といって骨を作るのが特徴です。しかし、前立腺がんが作る骨は、弾力がなくもろいため、すぐに変形して潰れてしまいます。骨に激痛が生じ、「体の内側からハンマーで叩かれているような痛み」と表現する患者さんもいるほど。男性は女性にみられる骨粗しょう症が顕著に出ないものなので、骨が潰れるような症状が出たら、なんらかの病気が原因であることが大半です。その筆頭が前立腺がんなのです。

前立腺に近い骨盤や腰椎に転移しやすいため、椎間板ヘルニアなどの腰痛と間違える人が多く、整形外科を受診したところ、末期の前立腺がんが発覚することが昔は本当によく

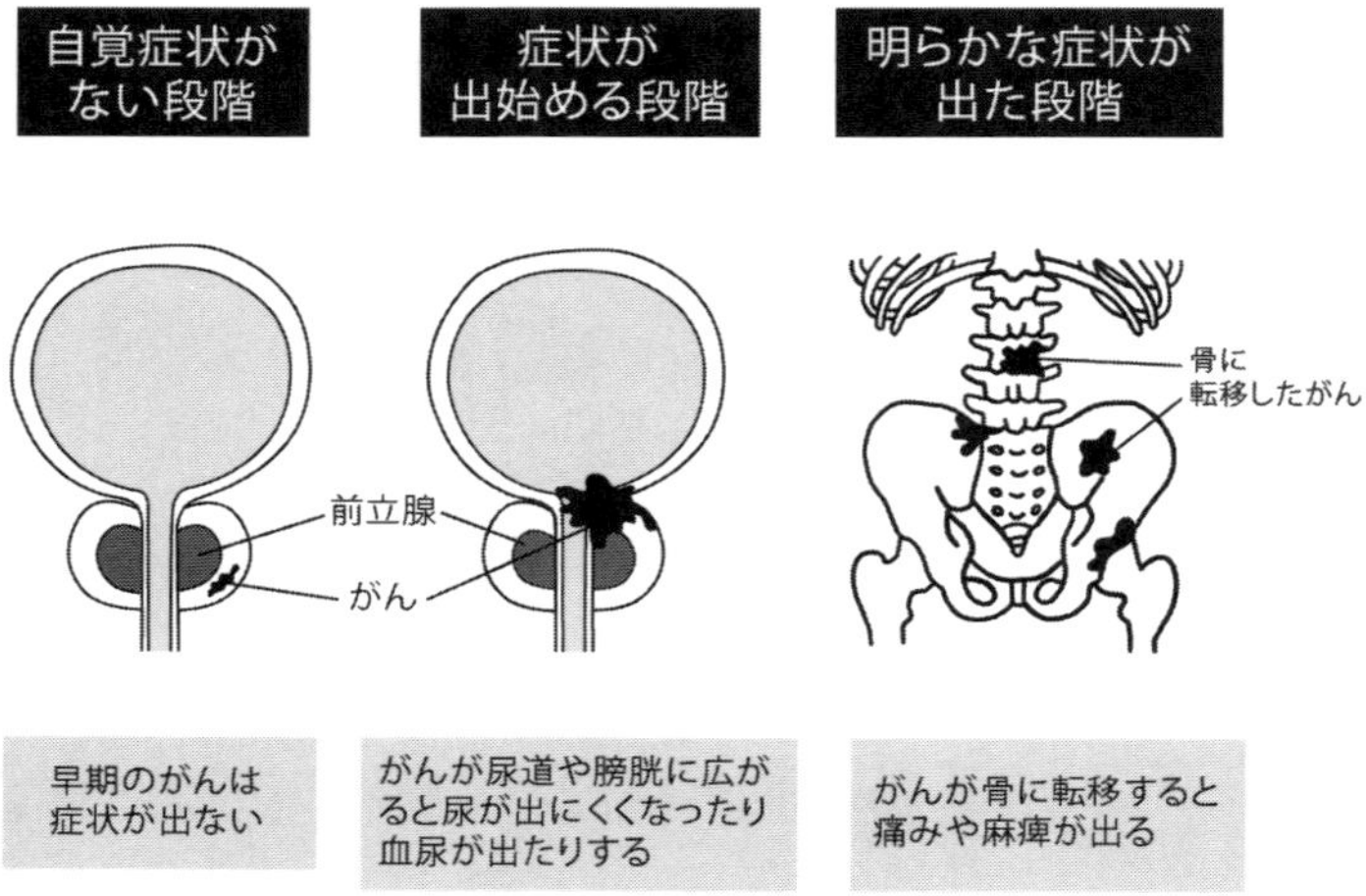

図　前立腺がんの段階ごとの状態（著者原図）

ありました。また、前立腺がんは背骨に沿って広がりやすく、脊髄が圧迫されることで神経が麻痺《まひ》し、呼吸困難に陥ったり、歩行障害を引き起こしたりするケースもあります。

前立腺がんは、早期にはほとんど自覚症状がなく、進行してもはっきりとした症状が出ないことがあります。明らかな異変を感じるとしたら、血尿や骨の痛みですが、それらの症状が現れたら前立腺がんがかなり進行していると考えていいでしょう。だからこそ、自覚症状がなくても検査を受けることが大切なのです。

Column ①

前立腺の暴走を見逃すな

検査で前立腺がんの疑いが見つかった場合、他の前立腺の病気も考えられるため、問診とともに、ＩＰＳＳ（国際前立腺症状スコア）およびＯＡＢＳＳ（過活動膀胱症状スコア）で排尿状態をチェックしていきます。前立腺がんを調べるというより、前立腺肥大症と過活動膀胱の程度を調べるもので、頻尿や残尿感に関する質問の答えを点数化し、その合計で「軽症・中等症・重症」に分けていきます。前立腺がんを合併していた場合、排尿障害の程度で治療法が変わってくる場合があるので、その上でも点数化が重要になります。

排尿障害の原因でもっとも多いのは、前立腺肥大症です。8割以上の高齢男性に前立腺の肥大化が認められ、加齢に伴う自然な現象と考えられていますが、

どれくらいの割合で次のような症状がありましたか	全くない	5回に1回の割合より少ない	2回に1回の割合より少ない	2回に1回の割合くらい	2回に1回の割合より多い	ほとんどいつも
この1か月の間に，尿をしたあとにまだ尿が残っている感じがありましたか	0	1	2	3	4	5
この1か月の間に，尿をしてから2時間以内にもう一度しなくてはならないことがありましたか	0	1	2	3	4	5
この1か月の間に，尿をしている間に尿が何度もとぎれることがありましたか	0	1	2	3	4	5
この1か月の間に，尿を我慢するのが難しいことがありましたか	0	1	2	3	4	5
この1か月の間に，尿の勢いが弱いことがありましたか	0	1	2	3	4	5
この1か月の間に，尿をし始めるためにお腹に力を入れることがありましたか	0	1	2	3	4	5

	0回	1回	2回	3回	4回	5回以上
この1か月の間に，夜寝てから朝起きるまでに，ふつう何回尿をするために起きましたか	0	1	2	3	4	5

IPSS ＿＿＿＿＿＿点

	とても満足	満足	ほぼ満足	なんともいえない	やや不満	いやだ	とてもいやだ
現在の尿の状態がこのまま変わらずに続くとしたら，どう思いますか	0	1	2	3	4	5	6

QOL スコア＿＿＿＿＿＿点

IPSS 重症度：軽症（0～7点），中等症（8～19点），重症（20～35点）
QOL 重症度：軽症（0，1点），中等症（2，3，4点），重症（5，6点）

表　IPSS スコア（日本泌尿器科学会「男性下部尿路症状・前立腺肥大症診療ガイドライン 2017」より）

はっきりとした原因はわかっていません。

前立腺肥大症の症状は、尿が出にくくなる「排尿困難」や排尿回数が増える「頻尿」として現れます。症状が進むと、膀胱に尿が残る「残尿」が現れ、さらには尿が出なくなる「急性尿閉」が起こることもあります。これが進行すると尿閉が慢性化し、膀胱に大量の残尿が溜まって尿失禁を起こすこともあります。

症状が出たら手遅れの恐れもある前立腺がんと違い、前立腺肥大症は症状が出てからでも十分に治療できる病気ですが、生活に支障をきたすこともあるので、悪化する前に治療したほうがいいでしょう。

他には、細菌や精神的ストレスで前立腺に炎症が起きる「前立腺炎」がありま す。会陰部の痛みや発熱を伴うのが特徴で、排尿時に強い痛みが出て排尿困難になることもあります。画像検査で前立腺がんとの違いがわかるので、混同されることはありません。

排尿状態のチェックは、前立腺の病気を見つける重要な手がかりになります。もし合計点数が高いようでしたら、早めに泌尿器科を受診するようにしてください。

第２章

たった3000円で前立腺がんは見つかる！

ＰＳＡ検査は前立腺がん診断の入り口

小説『三千円の使いかた』（原田ひ香著、中央公論新社、２０２１年）はベストセラーとなり、テレビドラマ化されたことでも話題になりました。

この物語のテーマを表すのが、「人は３０００円の使い方で人生が決まるのよ」という節約上手な祖母の言葉です。

３０００円というと、ちょっとぜいたくなランチをするとなくなってしまう程度の金額です。いったいこの金額で何ができるというのでしょう？

投資に回すには少額だし、３０００円で宝くじが当たるとも思えません。

お金の使い方を考えさせられる物語ですが、３０００円で人生を好転させるとしたら、私は自信をもって「ＰＳＡ検査」の受診をお勧めします。

ＰＳＡ検査とは、前立腺がんを調べるための血液検査のことです。

前立腺から分泌されるタンパク質の一種が「ＰＳＡ」。精液がネバネバしているのも、このＰＳＡによるものです。

ほとんどは精液中に分泌されますが、ごく微量のＰＳＡが血液に漏れ出ます。正常な状態であれば、血液中のＰＳＡはごくわずか。ところが、前立腺に異常があると、血液中のＰＳＡ濃度が高くなります。

そうなると「前立腺がん・前立腺炎・前立腺肥大症」のいずれかが疑われるわけですが、とりわけ前立腺がんになると、がん細胞の数が増えるにつれて血液中のＰＳＡが徐々に増加していきます。

今では、ほとんどの前立腺がんが、ＰＳＡ検査によって発見されています。人間ドックのオプションにＰＳＡ検査を付けると、３０００円前後です。このわずかばかりの出費が、あなたの人生を変えるかもしれないのです。

なぜなら前立腺がんは、早期に発見することができれば、短い期間の簡単な治療で済むことが多く、さらには根治も期待できるからです。

日本で前立腺がんが急増している背景として、食生活の変化と高齢化があると先に述べましたが、実はＰＳＡ検査が普及したことにより、前立腺がんが発見しやすくなったこと

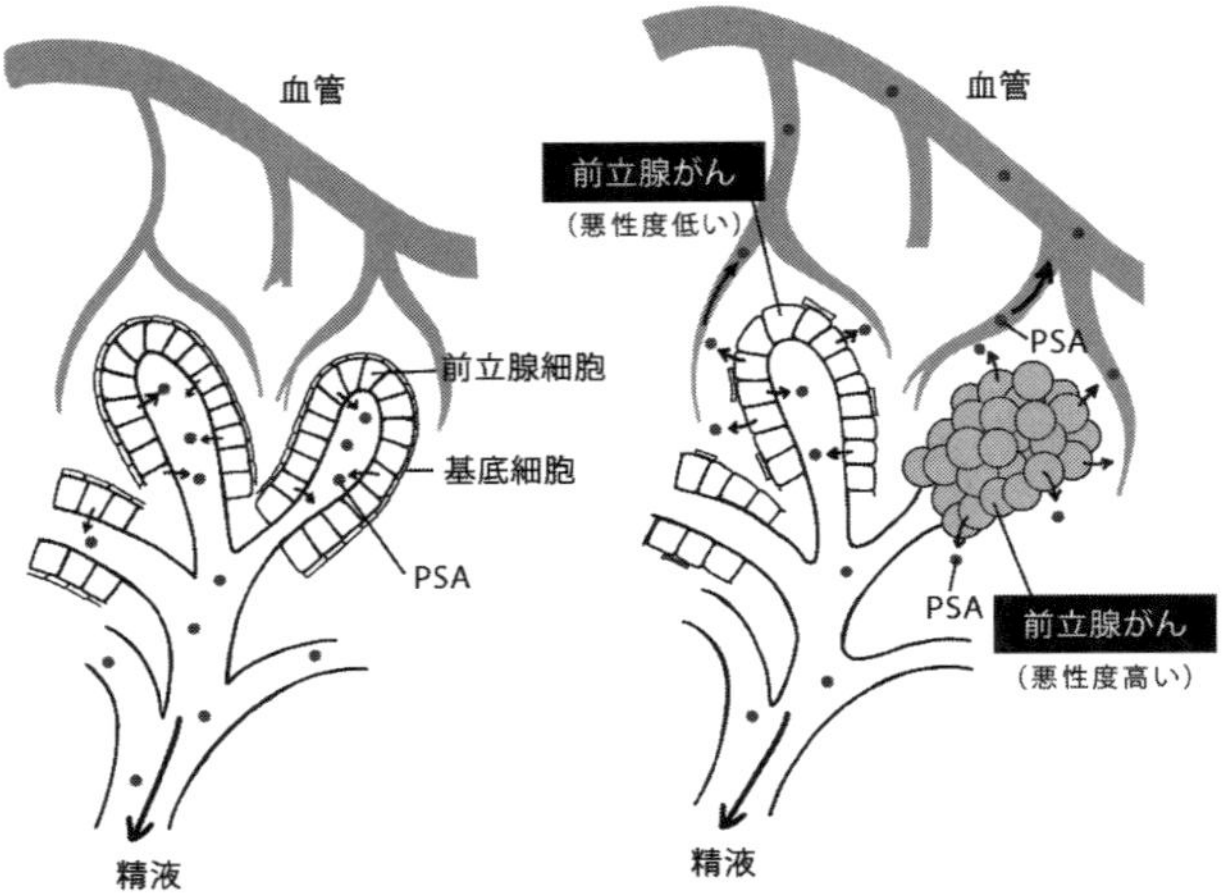

図　がんになると、なぜPSAが血液に出てくるのか（著者原図）

も一因となっています。

それ以前は、尿が出にくくなったり、腰骨が痛くなったりといった症状が現れてから発見されることがほとんどでした。そうした症状が現れた段階では、すでにかなりの進行がんになっています。それに比べ、ＰＳＡ検査は症状が現れる前に前立腺がんの疑いがわかるため、早期の前立腺がんがたくさん見つかるようになっています。

しかし、いまだに進行してから前立腺がんが見つかるケースがあとを絶ちません。

もともと前立腺がんが多かった欧米では、いち早くＰＳＡ検査が普及し、50歳以上の7～8割が検査を受けています。それに比べて日本は大きく立ち遅れ、いまだ3割程度の人しか検査を受けていません。**より多くの人にＰＳＡ検査を受けてほしい**というのが、泌尿器科医の共通の願いです。

実は血液検査で見つかるがんは、前立腺がんくらいのものです。

胃がんと大腸がんは内視鏡検査を行い、肺がんはＸ線で検査します。いずれも大がかりな設備が必要となり、それなりに費用もかかります。

それに比べ、ＰＳＡ検査は費用も手ごろですし、血液を採るだけですから短時間で終わります。自治体によっては、無料でＰＳＡ検査を受けられる場合もあるので、３０００円すら必要ないかもしれません。

しかもＰＳＡ検査は、かなりの精度でがんの疑いを見つけられます。

ＰＳＡ検査によって前立腺がんが発見される確率は、３割ほど。低い確率のように思われるかもしれませんが、大腸がんが血液検査で見つかる確率は5％以下ですから、30％というのは驚くべき発見率と言えるでしょう。

血液中のＰＳＡ値が4～10 ng／mLだった場合、前立腺がんが見つかる確率は約３割、

10ng／mLを超えると4割を超え、さらに30ng／mLを超えると7割以上にもなります。

ＰＳＡ検査で前立腺がんの疑いが認められた場合、画像検査や針生検でがんの有無を詳しく調べ、ステージ分類していくのが一般的な検査の流れになります。

ここで気をつけなければいけないのが、ＰＳＡ検査は前立腺がんの存在を示唆しますが、どこにがんがあるのかわからないという点です。もちろん、前立腺におおもとのがんは存在しますが、小さな転移を起こしている場合には、現在の画像診断では見落としてしまうことがあります。そのため、ＰＳＡ値が20ng／mLを超えるくらい高かったり悪性度が高かったりする前立腺がんでは、前立腺の摘出手術を行ってもＰＳＡ値が下がらず、再発するケースが非常に多いのです。

この問題をクリアした新たな検査方法が世界的に注目を集めています。

その方法については後ほど詳しく解説していきます。

人間ドックに行くときは、必ずオプションのＰＳＡ検査を受けるようにしてください。

早めに発見することができれば、きっと希望の持てる人生があなたを待っているはずです。

前立腺の組織を調べる針生検とは

宇宙人がいる・いないの議論は、必ず平行線をたどるものです。

仮にUFOがコンタクトを取ってきたら、その一例だけで宇宙人の存在を証明できます。しかし、存在しないことを証明するのは、実質的に不可能です。何千億とある惑星を全部調査しなければ、存在しないことを証明したことにはならないからです。

いきなりとっぴな話をしましたが、これと同じことが前立腺がんの検査にも言えるでしょう。たとえ検査で異常が認められなかったとしても、悪性度の低いがんや小さながんを見逃している可能性があるため、ないとは断言できないのです。

もっとも、前立腺がんの場合は無限に広がる宇宙と違って限られた人体のことですから、くまなく調べることが可能です。

そもそも**PSA検査とは、がんの有無がわかるものではなく、「がんの疑い」がわかるというもの**です。PSA値が基準値の4ng／mL以下であれば、がんの疑いが低いと考え

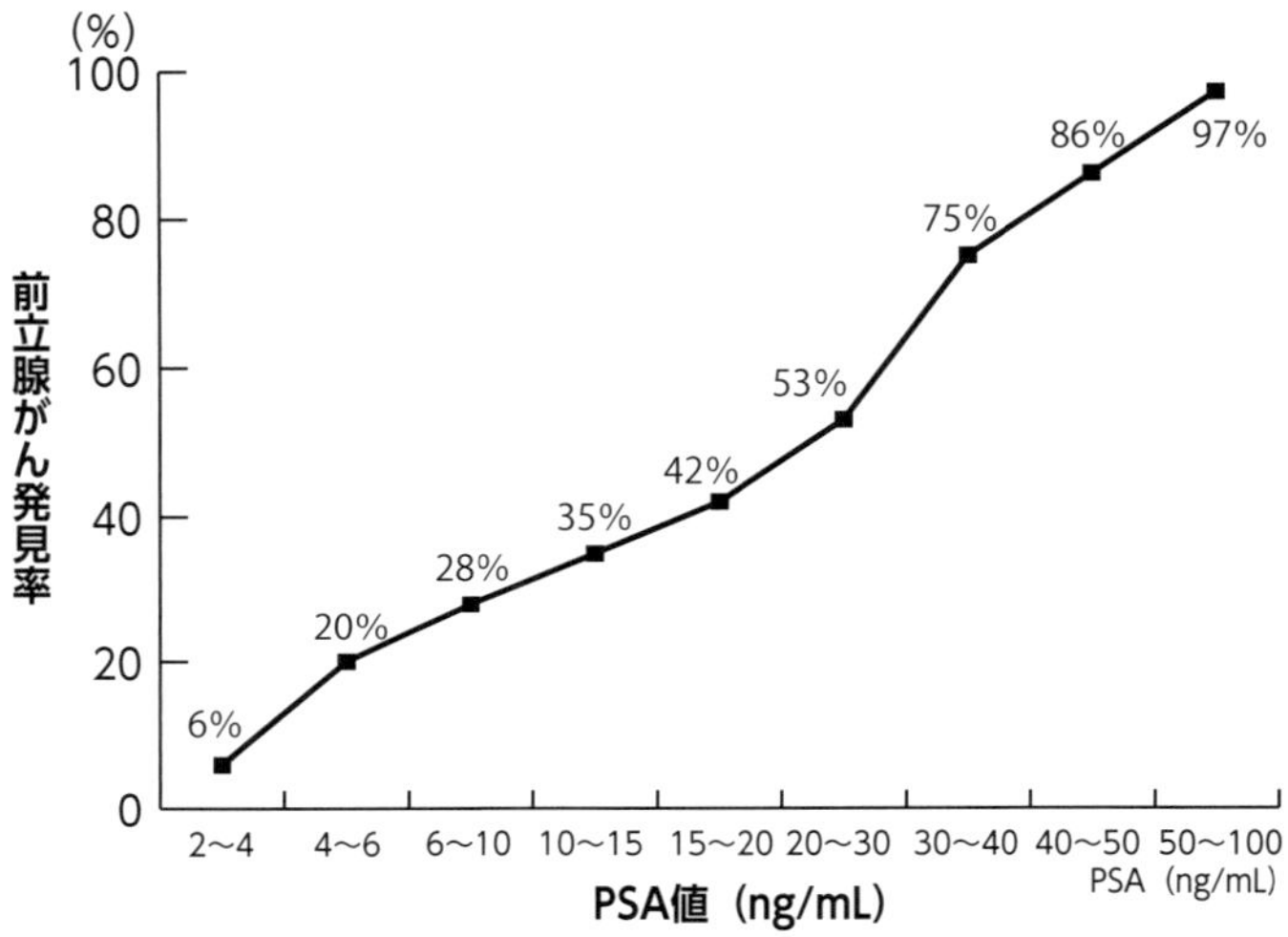

グラフ　PSA 値と前立腺がんの発見率
（公益財団法人前立腺研究財団編「前立腺がん検診テキスト」より）

られますが、4～10ng／mLを示すと「グレイゾーン」となり、前立腺がんの「疑いあり」となります。

　PSA検査で気をつけなければいけない点は、前立腺肥大症や前立腺炎でもPSA値が上昇する場合があることです。これらの疾患でも時々PSA値が10ng／mLを超えることがありますので、注意が必要です。ただ、PSA値が高いほど前立腺がんの割合は上がっていきます。

　前立腺がんの有無を判定するスクリーニングでは、尿検査、血液検査、直腸診、画像検査、針生検など、いくつも検査を重ねることで精度を上げていきます。

「直腸診」は、医師が患者の肛門にゴム手袋を付けた指を挿入し、直腸から前立腺の状態を確かめるというもので、前立腺の大きさや硬さを触診します。

本来、前立腺はやわらかい臓器なのですが、がんが進行すると石のように硬くなります。進行していれば即座に前立腺がんであることがわかりますが、たとえ異常が認められなかったとしても、直腸診は前立腺の一部を触っているにすぎませんし、小さながんは指で触れてもわからないので、前立腺がんがないとは言い切れません。

より正確に確かめるために、続いて画像検査が行われます。

「超音波（エコー）検査」の場合、おなかにゼリーを塗って器具を当てる方法と超音波を発する細長い器具を直腸に挿入する方法があります。臓器から跳ね返ってくるエコーを映し出すことで、前立腺の形と大きさを検査します。

正常な前立腺は左右対称ですが、いびつな形になっていたら前立腺がんが疑われます。がんがあると黒い影が映し出されるのですが、ある程度の大きさにならないと映らないため、影がなくても前立腺がんがないとは断言できません。

また、近年は生検の前に「ＭＲＩ検査」で前立腺周辺を検査することが推奨されています。強力な磁石と電波によって体の断面を映し出すことで、がんの病巣と正常な組織の区別がつきやすく、がんの位置や広がりを特定しやすい反面、悪性度が高くないがんは映りにくいという弱点があります。3割くらいは見逃されてしまうので、やはりこの検査でも安心はできません。

直腸診や画像診断でがんの疑いがあった場合には、「針生検」を受けることになります。その名のとおり前立腺に針を刺す検査方法であり、前立腺の組織を採取することでがんの有無を調べ、がんが見つかった場合はがんの悪性度を判定します。

画像検査が、地球から宇宙望遠鏡で観察するようなものだとしたら、針生検は、ロケットを飛ばして惑星を探査するようなものです。

針生検では、超音波を発するプローブと呼ばれる器具と、バネで針を打つ器具を直腸に挿入し、モニターで確認しながら前立腺に特殊な針を12～22回刺します。通常は、まずは前立腺全域の決められた部位を刺し（系統生検）、さらに事前にがんが疑われた箇所を追加で刺します（標的生検）。この針は二重構造になっていて、ストロー状の針（外筒《がいとう》）の中にくぼみのついた針（内筒《ないとう》）が仕込まれていて、瞬時に内筒と外筒が飛び出して組織を

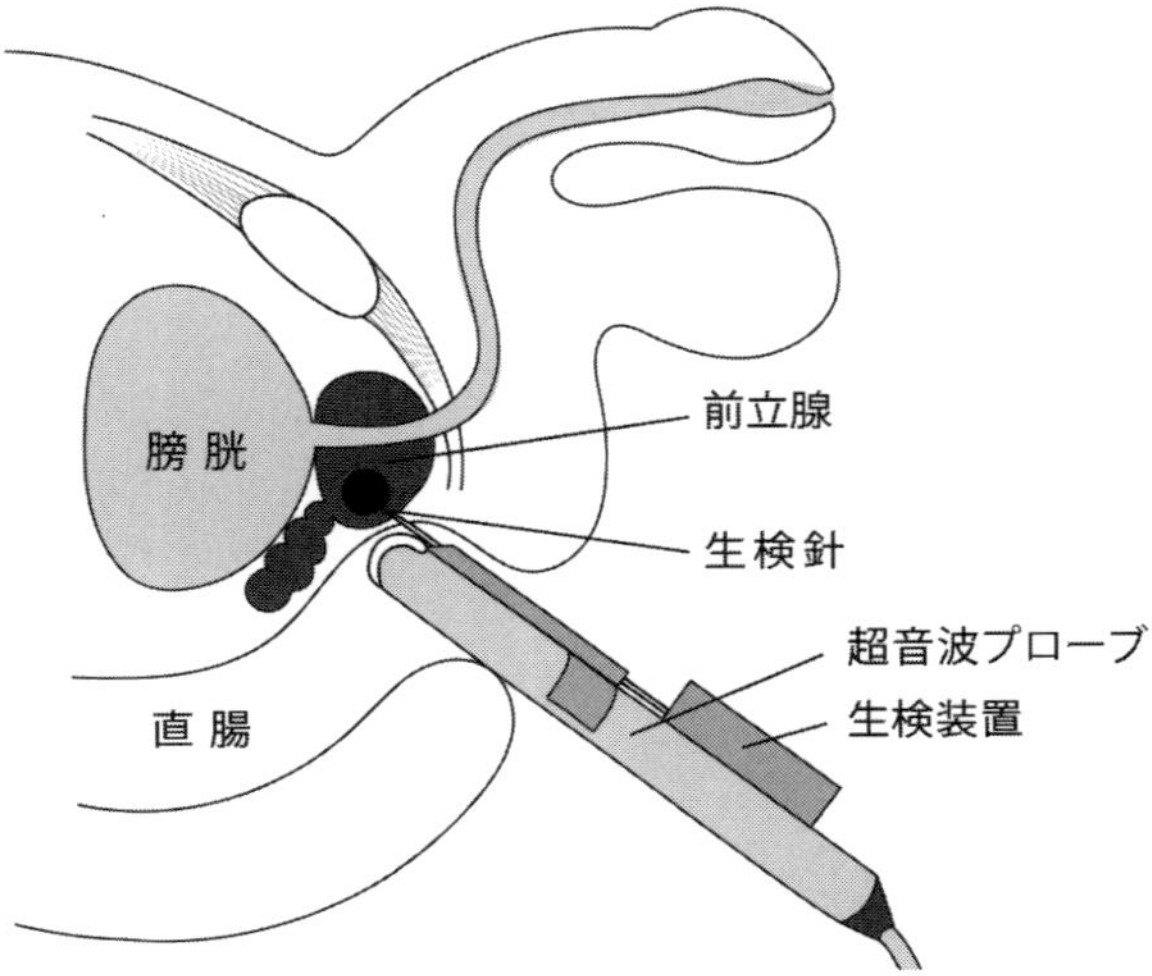

図　前立腺生検（著者原図）

くり抜くように採取することができます。

いかにも痛そうですが、直腸には痛みを感じる神経がなく、麻酔を使うので痛みはありません。直腸に器具を挿入する際、多少の不快感があるくらいでしょう。

これが「経直腸式」という方法で、患者さんの苦痛が少なく熟練するとかなり正確に組織の採取が可能です。最近では、直腸出血や感染の心配の少ない「経会陰式」で行うことも多くなっています。特に、がんの疑いの

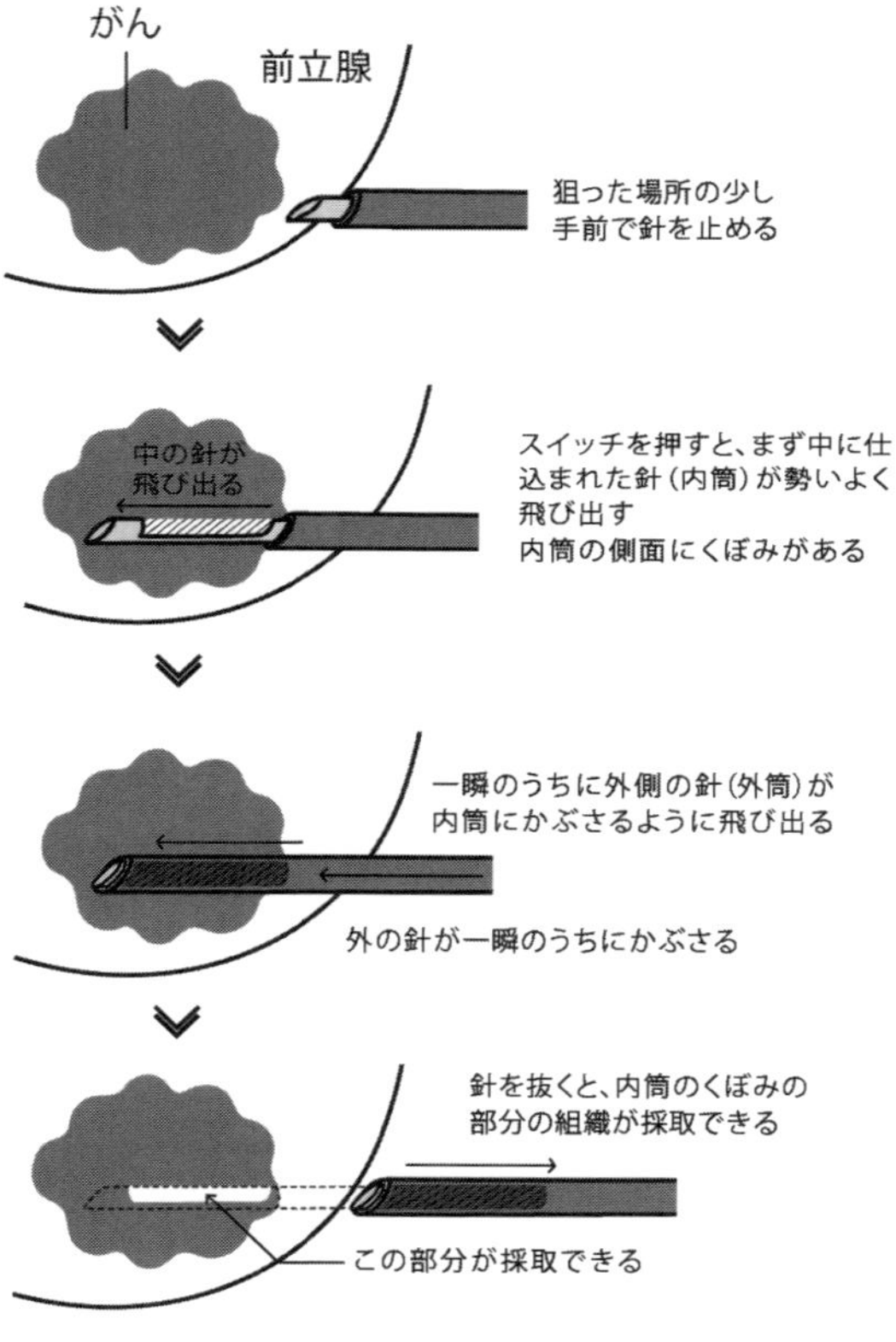

図　前立腺生検で用いる生検針（著者原図）

ある部位が小さかったり正確な採取が難しかったりする場合、ＭＲＩと超音波プローブの画像をコンピュータで合体させて採取の精度を上げる経会陰式フュージョン生検も行われています。

針生検自体は10分程度で、麻酔の時間を入れても1時間ほど。入院を実施している施設が多いのですが、外来で針生検を受ける場合は、麻酔が抜けるまで安静にしている時間を合わせて2時間ほどで終わるため日帰りで行っている施設もあります。

前立腺から採取された組織は、顕微鏡で形状を調べられます。組織を構成する細胞にがんの特徴がみられると前立腺がんの確定診断となり、組織の崩れ方が大きいと悪性度が高いとみなされて治療に進むことになります。

針生検で前立腺がんが見つからなければ、がんがないことが証明できたと思うかもしれませんが、実はここまでやっても可能性はゼロではありません。たまたま針を刺した箇所にがんがなかっただけかもしれないからです。

前立腺がんがあることは証明できても、**ないことを完全に否定することは難しい**と言わざるを得ません。だからこそ、二重三重に検査を重ねていく必要があるのです。

6割はがんがないのに無用な生検を受けている⁉

前立腺がんの検査において、ＰＳＡ検査と並んで欠かせないのが針生検です。ここで確定診断を受けなければ、治療に入ることはできません。

しかし、実のところ**針生検でがんが見つかる確率は、４割程度**です。実際にがんがあったとしても針生検で採取できる組織の量はごくわずかですし、針と針の間に小さながんがある可能性もあり、見逃されてしまうことも少なくありません。

もし本当にがんがなかった場合には、無用の針生検だったことになります。

麻酔を使うため痛みがないといっても、前立腺に針を刺すわけですから、針生検に出血はつきものです。ほとんどの人が１週間から10日ほど血尿が出ますし、精液や便に血が混じる場合もあります。感染のリスクもありますので、多くの施設では入院が必要となります。

このように、体にも時間的にも負担がかかる検査ですから、やらなくて済むならそれに越したことはありませんが、ＰＳＡ値が高いというだけで、安易に針生検が行われていたのが実情です。

そのため近年は、**針生検の前にMRI検査を行うことが主流**になっています。

MRI検査の診断基準として、「PI-RADSスコア」という5段階評価があります。4～5点はがんの疑いが強いという判定になり、真ん中にあたる3点が「どちらとも言えない」という疑陽性の判定、1～2点は陰性の判定です。

針生検に進むのは3点以上からとなり、がんの疑いのある人にしぼって針生検を行うことで、がんが見つかる確率は6～7割まで高まります。

「画像検査でわかるならそれでいいではないか」と考える人もいるかもしれませんが、やはり針生検は必須の検査です。

なぜなら針生検には、がん細胞の悪性度を測る重要な意味があるからです。

針生検で採取された組織は顕微鏡で調べられ、組織の崩れを5段階に分類していきます。これが「グリソンスコア」と呼ばれる前立腺がんに特有の悪性度を測る判定です。

がんの悪性度は普通、個々のがん細胞の形を見ます。たとえば、細胞が正常の細胞より大きいとか核がいびつだとか、分裂している細胞が多いとか、そのようなところを判断材料にしています。しかし、グリソンスコアでは、個々の細胞の形はとりあえず無視して、細胞が集合して形作る組織の状態を評価します。正常の前立腺組織にみられる管のような形態からまったく形をなしていないバラバラの状態までを5段階に分けるのです。

採取した組織を薄くスライスし、5段階のうち1番多いパターンと、2番目に多いパターンを確認していきます。上位2つのパターンの数値を合計したものが、がんの悪性度を示すスコアになります。

一番多いパターンが「3」、二番目が「4」だった場合、グリソンスコアは「3＋4＝7」と判定されます。これが逆だった場合、「4＋3＝7」と表記され、スコアは同じでも、最初の数字が大きいほうが悪性度は高いことになります。

理論上はスコア「1＋1＝2」が最低値ですが、針生検で2以下のがん細胞が見つかることはないので、実質的に「3＋3＝6」が最低スコアになります。

グリソンスコアでは、「6以下」「7」「8以上」で、悪性度を「低」「中」「高」と分類し、治療法を決める際の重要な指標になります。

針生検で確定診断になると、がんの転移が疑われるため、全身の画像検査を行うことでリンパ節への転移や遠隔転移、がんの広がり方を調べていきます。

全身の転移を調べるために用いられるCT検査は、「コンピュータ断層撮影」というもので、体にX線を当てることで体の断層を撮影します。10～15分ほどの短時間で広範囲の撮影ができるため、全身を調べるのに適しています。

画像検査には、前述のMRI検査

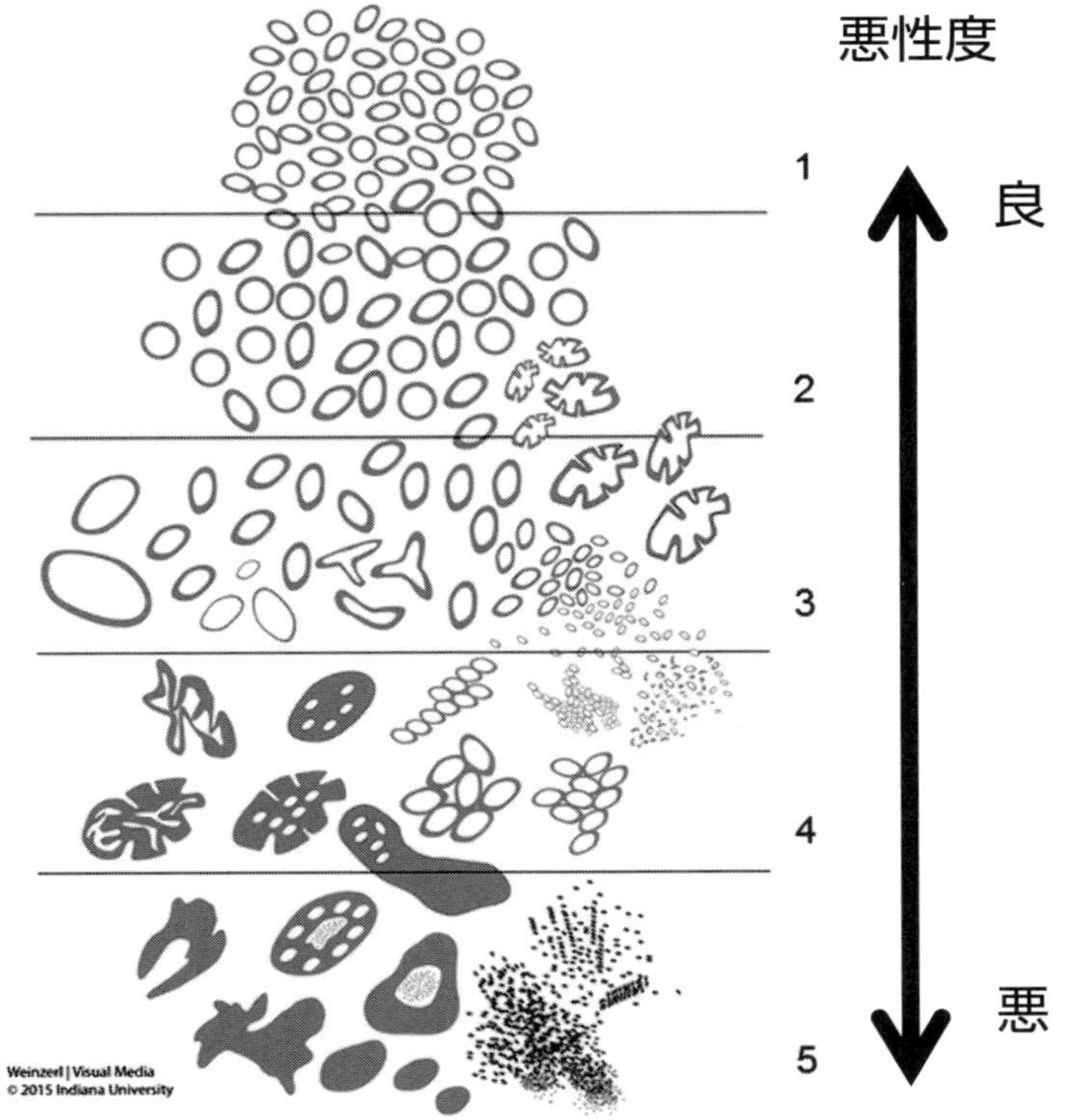

図　グリソンスコア（Pathology International, Volume: 66, Issue: 5, Pages: 260–272, 2016 より）

で全身を撮るという全身MRI検査（DWIBS）がありますが、時間がかかるのと検査可能な施設が限られているため、まだ一般的にはなっていません。やはり全身撮影ではCT検査を行うのが普通です。

MRI検査は被ばくのリスクがなく、安全性の高い検査方法ですが、CT検査は、X線を体に当てるため、被ばくのリスクがあります。ただし、人体に影響のない放射線量に調整されているので、過度に心配する必要はありません。

前立腺がんは、とりわけ骨に転移しやすいため、CT検査とあわせて「骨シンチグラフィー検査」を行います。

前立腺がんが転移した骨は、普通の骨より代謝が活発に行われています。そこへ放射性薬剤を注射すると、骨転移が画像に濃く映し出されます。放射性薬剤が骨に集積するまで時間がかかるため、注射してから3～4時間待ってから撮影します。

骨シンチグラフィー検査も被ばくのリスクがありますが、いまだかつて副作用は報告されていません。副作用が出るとしたら、注射によるめまいや吐き気、発疹《はっしん》などの軽い症状ですが、まれにしか出ないので気にしなくてもいいでしょう。

こうして前立腺がんの悪性度と転移を調べることでリスクを分類し、適切な治療法を選択していきます。いくつも検査を重ねることを面倒に思うかもしれませんが、誤った治療法を選択しないためにも重要な過程であることをご理解ください。

早期発見できれば、小線源療法やフォーカルセラピーも有効

検査により、がんが前立腺周辺に留まっていると判断された場合、監視療法や手術、放射線療法が初期治療の主な選択肢となります。

監視療法は定期的なＰＳＡ検査と必要に応じた生検をしながら経過を見ていくというもので、高齢の方に対して選択されることが多い傾向にあります。前立腺がんはきわめて進行が遅いため、治療を施す前に寿命を迎えられることも考えられるからです。

しかし、50～60代で前立腺がんが見つかった場合、その後の人生も長いわけですから、そうもいきません。たとえ進行が遅かったとしても、がんは着々と進行していくわけですから、早めに治療したほうがいいでしょう。

そこで検討されるのが、手術や放射線などの根治治療です。

がんが前立腺に留まっているうちに摘除する手術ですが、射精機能が失われるだけでなく、尿漏れの合併症が起きることもあるため、手術は避けたい方もいるでしょう。

そのような方にとっては「小線源療法」や「フォーカルセラピー」といった前立腺を温存する治療法も有効です。

多くの男性が期待するところだと思いますが、フォーカルセラピーについては研究段階のため標準治療とは言えません。とはいえ早期の前立腺がんが見つかった人にとっては、ぜひ検討してみたい治療法であることは確かでしょう。

◯小線源療法

小線源療法は放射線療法の一種で、「外照射療法」が体の外側から前立腺に照射するのに対し、小線源療法は、前立腺の内側から放射線を照射します。

一般的な小線源療法は、放射線を発する「シード線源」という直径0・8㎜、長さ4～5㎜のチップを60～120個ほど永久に前立腺に埋め込みます。

やがて放射線がじわじわ効き始め、前立腺内のがん細胞を死滅させていきます。

永久に体内に残ることを不安に思われるかもしれませんが、チップはチタン製なので体に害がなく、放射線も「ヨウ素１２５」という体への負担が小さなものです。放射線を出す期間も3カ月ほどで、1年も経つとほぼゼロになってしまいます。

施術は、超音波検査の画像を見ながら肛門と陰嚢の間から20本ほど細いストロー状の針を刺し、針を通して前立腺に60~１２０個ほどのシード線源を埋め込んでいきます。麻酔を使うので痛みはありません。施術は1時間ほどですが、2~3日の入院が必要になります。

治療後1週間は射精は控えたほうがいいでしょう。射精の瞬間にチップが飛び出してくるリスクがあるからです。1週間もするとシードが周りの組織に癒着して固まってくるので、飛び出す心配はなくなります。

また、シードを永久に埋め込むのではなく、ヨウ素１２５より強力な「イリジウム１９２」という線源を一時的に挿入する「高線量《こうせんりょう》組《そ》織《しき》内照射《ないしょうしゃ》」という方法もあります。

小線源療法は低リスクの前立腺がんだけでなく、中~高リスクにおいても有効です。

２０１０年に芸人の間寛平さんが、地球一周のアースマラソンの途中で高リスクの前立腺がんが見つかり、急きょ、サンフランシスコで治療を受けましたが、このときの治療法が、ホルモン治療+外照射+小線源治療を組み合わせた「トリモダリティー治療」です。

これは、当時の最先端治療といわれるものでした。

「絶対に完走したい」という強い希望があり、手術以外の治療法が選択されたのです。

小線源療法はきわめて合併症は少ないとされています。ただし、膀胱《ぼうこう》が炎症を起こし、排尿困難や頻尿の症状が出る場合もあります。治療後すぐに症状が現れる場合と、半年から3年ほどで現れる場合があり、間寛平さんの場合、治療の3年後に血尿や頻尿の症状が出たということです。いずれは治まりますし、薬で治療することも可能なので、過度に心配しなくてもいいでしょう。

間さんの場合、特殊な事情もあって高リスクがんの段階で小線源療法が用いられましたが、基本的に小線源療法は中リスク以下の前立腺がんにもっとも効果的とされています。また、間さんのように高リスクがんでも小線源治療に他の治療を組み合わせることで完治を目指すことができます。早期の場合は、検討してみる価値があるでしょう。

○フォーカルセラピー

前立腺内の一部にある小さながんをピンポイントで治療する方法です。

フォーカルセラピーには「ＨＩＦＵ（高密度《こうみつど》焦点式《しょうてんしき》超音波《ちょうおんぱ》療法《りょうほう》）」、「マイクロ波凝固《はぎょうこ》療法《りょうほう》」、「凍結療法《とうけつりょうほう》」など、さまざまな治療法があります。

「HIFU」は、虫眼鏡のように一点に強力な超音波を集めて高温にし、がんを焼くという治療法です。

「マイクロ波凝固療法」は、電子レンジと同じ原理を応用し、マイクロ波で狙った箇所だけ高温にすることで、がん組織を死滅させます。

「凍結療法」は、腫瘍にニードルを刺し、マイナス50度以下まで冷却することでがん細胞を凍結させる治療法です。凍結と融解を繰り返すことで、がん細胞は死滅していきます。

フォーカルセラピーは、前立腺を温存できることや、被ばくによる合併症がないため繰り返し治療できるといったメリットがある反面、高温や凍結を一点に集中させる治療法であるため、本当に早期の小さながんにしか効き目はありません。

また、いずれも近年登場した先進医療であるため、安全性や有効性については研究段階にあり、前立腺がんの治療においては保険適用がありません。そのため治療できる病院も限られています。HIFUは東海大学で先進医療に認定されて健康保険外診療として実施しています。マイクロ波凝固療法は、京都府立医科大学などいくつかの施設で実施されています。凍結療法については、すでに腎臓がんの治療では保険適用となっていますが、前

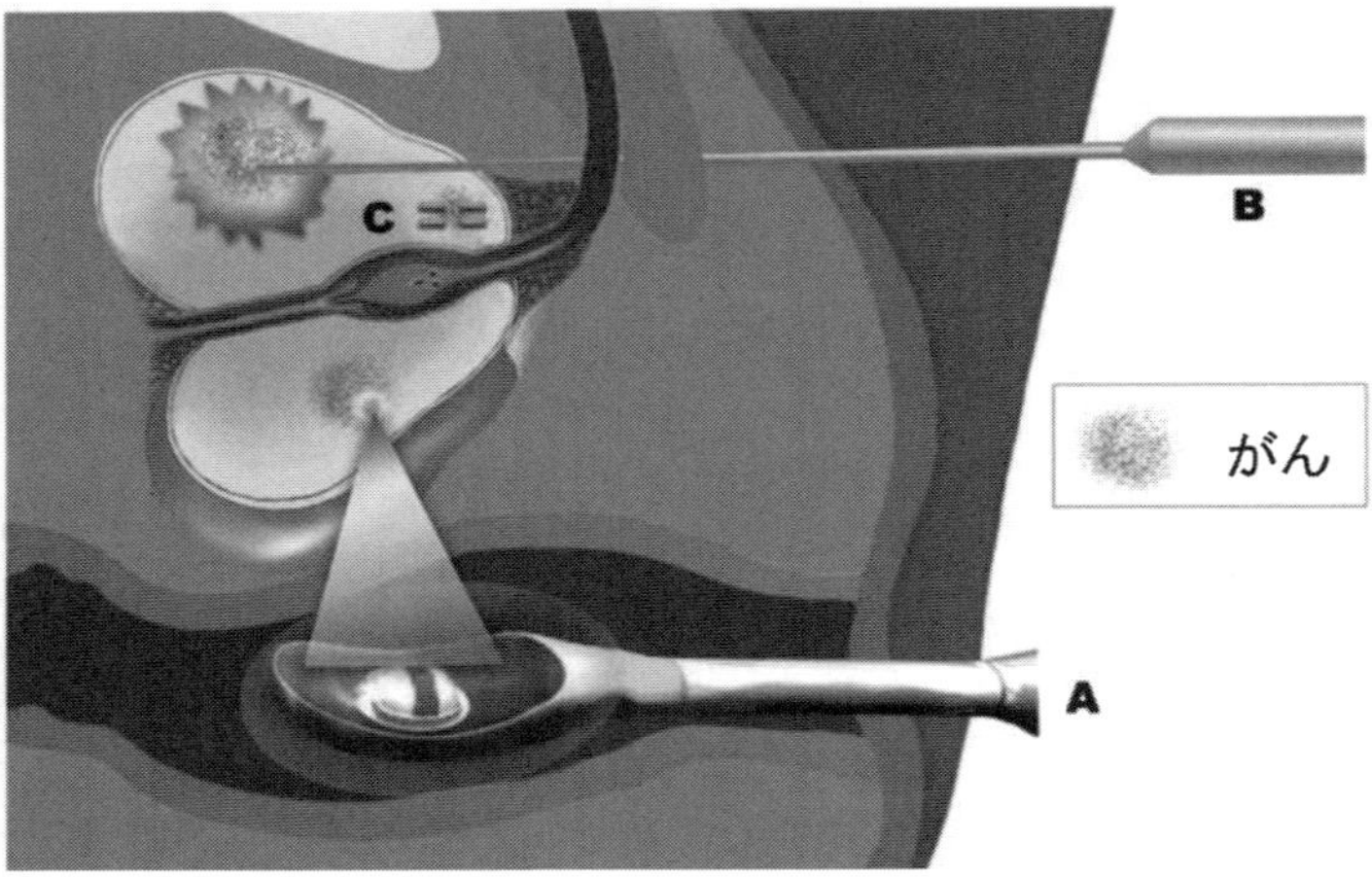

A. HIFU、B. 凍結療法、C. 局所小線源療法

図　小線源療法とフォーカルセラピー（Ganzer R ら , Cancer Prostatic Dis. 2018, 175–186. より）

立腺がんに対しては、東京慈恵会医科大学などが行っています。今のところ放射線治療後の局所（前立腺内）における再発が認められた患者さんに限定されています。

フォーカルセラピーは自由診療になるので治療費も高額になります。早期の前立腺がんの人で、なんとしても前立腺を温存したいという場合は、期待される効果と治療費を天秤にかけた上で検討してみてもいいでしょう。

Column ②

PSA検査の落とし穴

血液検査で手軽に受けられるPSA検査は、早期の前立腺がんが発見しやすいという点で非常に有効な検査方法です。早期のうちに前立腺がんの治療を始めれば、短期間の簡単な治療で済むことが多く、その後は前立腺がんを心配せずに人生を過ごすことができるでしょう。しかし、早期に発見できるがゆえに、オーバートリートメント（過剰診療）に陥りやすいという落とし穴があるのも事実です。

前立腺がんが見つかると、真っ先に手術を行い、おおもとの原因を断ち切ろうとする傾向がありますが、なかには治療しなくていい場合もあるはずです。前立腺がんは10〜20年かけてゆっくり進行するのが特徴ですから、高齢で早期の前立腺がんが見つかった場合、死ぬまで悪さをしない可能性だってあります。手術は

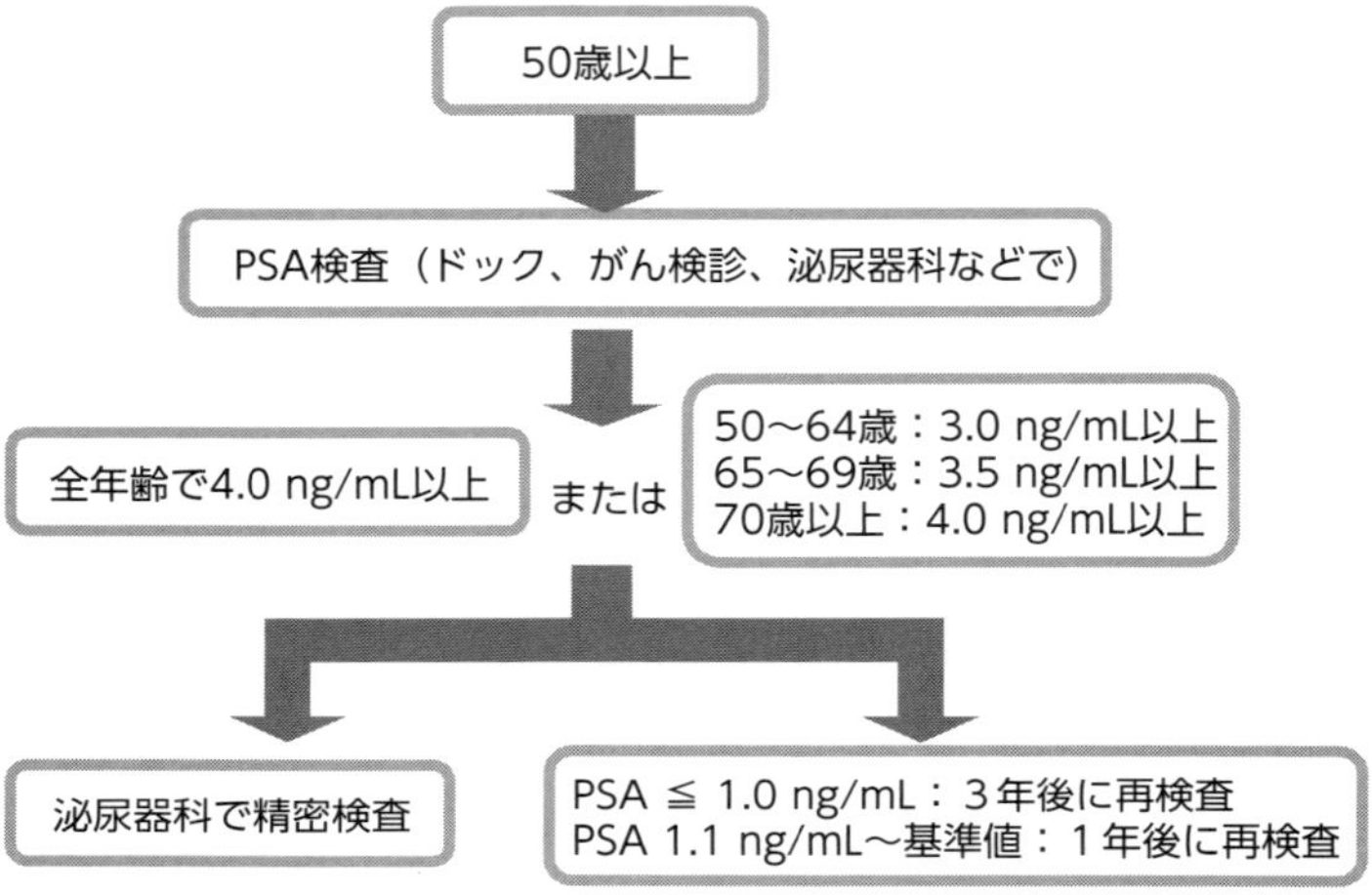

図　PSA 検査を受ける頻度と目安（日本泌尿器科学会編「前立腺がん検診ガイドライン 2018 年度版」より著者作成）

体への負担が大きいですし、尿漏れや勃起不全などの合併症が起きやすいので、高齢者の場合、無理に手術をしない選択肢も考えられます。ましてや70代の6~7割が前立腺がんを保有しているわけですから、ＰＳＡ検査を受けた高齢者の大半が手術を受けることになりかねません。

それゆえにＰＳＡ検査を疑問視する医師も少なからず存在します。彼らは早期の前立腺がんを、それこそ「がんもどき」のように捉え、見つかっても治療するほどのものではないと考えています。なかには声を大にしてＰＳＡ検査の不要論を唱える医師もいて、自治体がＰＳＡ検査を導入しない理由になることもあります。

しかし、問題の本質は、早期の前立腺がんが見つかることではなく、安易に手術が行われることや、小さな転移がんに対しても全身治療が行われることでしょう。やはり早期のうちに前立腺がんを発見するに越したことはありません。オーバートリートメントの問題を踏まえた上で、ＰＳＡ検査を受診することをお勧めします。

第３章

PSMA PET 検査が
前立腺がんの
診療を劇的に変える

前立腺がんに発現するＰＳＭＡとは

人種のるつぼ、アメリカ。そこには白人、黒人、ヒスパニッシュ系、インド系、アジア系など、さまざまな顔をした人々が暮らしています。

実は、前立腺がんも人種のるつぼみたいなものです。そこには明らかに人相の悪いがんもいれば、おとなしそうな顔をしたがんもいて、なかには存在すら気づかれないような幼いがんも隠れています。

人相の悪いがんは検査で見つけられますが、問題はそれ以外です。たとえ今はおとなしそうな顔をしていたとしても、あるときを境に乱暴者に豹変するかもしれないし、小さかったがんが大物に成長するかもしれないのです。

多様ながんが混在していることが、前立腺がんの発見と治療を困難にしています。

ＭＲＩ検査にしてもＣＴ検査にしても、１～２㎜の小さながんは見逃されてしまうため、手術で前立腺を摘出したにもかかわらず、再びＰＳＡ値が上昇するということが、しばしば起こります。つまり検査で見逃されていた小さながんが転移していたわけです。

ＰＳＡが再発したことで転移が発覚しても、画像検査で転移先が特定できなければ、体への負担が大きい全身治療に頼らざるをえません。

もし最初から転移がわかっていたら、前立腺を残して広範囲の放射線療法を行うという選択肢もあったかもしれないし、転移先が特定できていたら、その部分だけ手術をしたり放射線を当てたりといった方法もあったでしょう。

悪性度の低いがんや小さながんが検査で見逃されてしまうことや、転移先が特定できないことが、前立腺がんの治療における大きな問題点でした。

もし前立腺がんだけが持っている目印でもあれば、それだけを狙い撃ちにして、周りの被害を最小限に抑えながら最大の効果を上げることができるはず。

夢のような話だと思われるかもしれませんが、そんな目印が現実にあるのです。

それこそが近年、世界中で注目を集めている「ＰＳＭＡ」です。

前立腺がん検査の腫瘍マーカーである「ＰＳＡ」と名前が似ていますが、ＰＳＭＡはまったくの別もの。

ＰＳＡの正式名称は「前立腺特異抗原《ぜんりつせんとくいこうげん》」、ＰＳＭＡは「前立腺特異的膜抗原《ぜんりつせんとくいてきまくこうげん》」と言います。

日本語にしてもやっぱり似ていますが、ＰＳＭＡには「膜」という言葉が付いていること
にお気づきでしょうか。

ＰＳＡは、精液に粘着性をもたせるために前立腺から分泌されるタンパク質であり、基本的に精液中に分泌されますが、わずかに血液中に漏れ出ています。つまり細胞から離れたところに出ているタンパク質がＰＳＡです。

一方、ＰＳＭＡは細胞の「膜」に埋め込まれるように存在しています。

ＰＳＭＡの役割については、詳しいことはわかっていませんが、葉酸やグルタミン酸の代謝に関与していることから、細胞が障害を受けるようなストレスが加わったとき、細胞の生存を助ける働きがあるのではないかと考えられています。実際に前立腺がんの悪性度が増しているときや、損傷した細胞のＤＮＡがうまく修復できないときにＰＳＭＡの発現が増えることが知られています。

つまり、人相が悪いがんのほうがより強く発現するということ。だからといって小さながんには発現しないわけではなく、ほとんどといっていい95％の前立腺がん細胞にＰＳＭＡの目印が付いているのです。

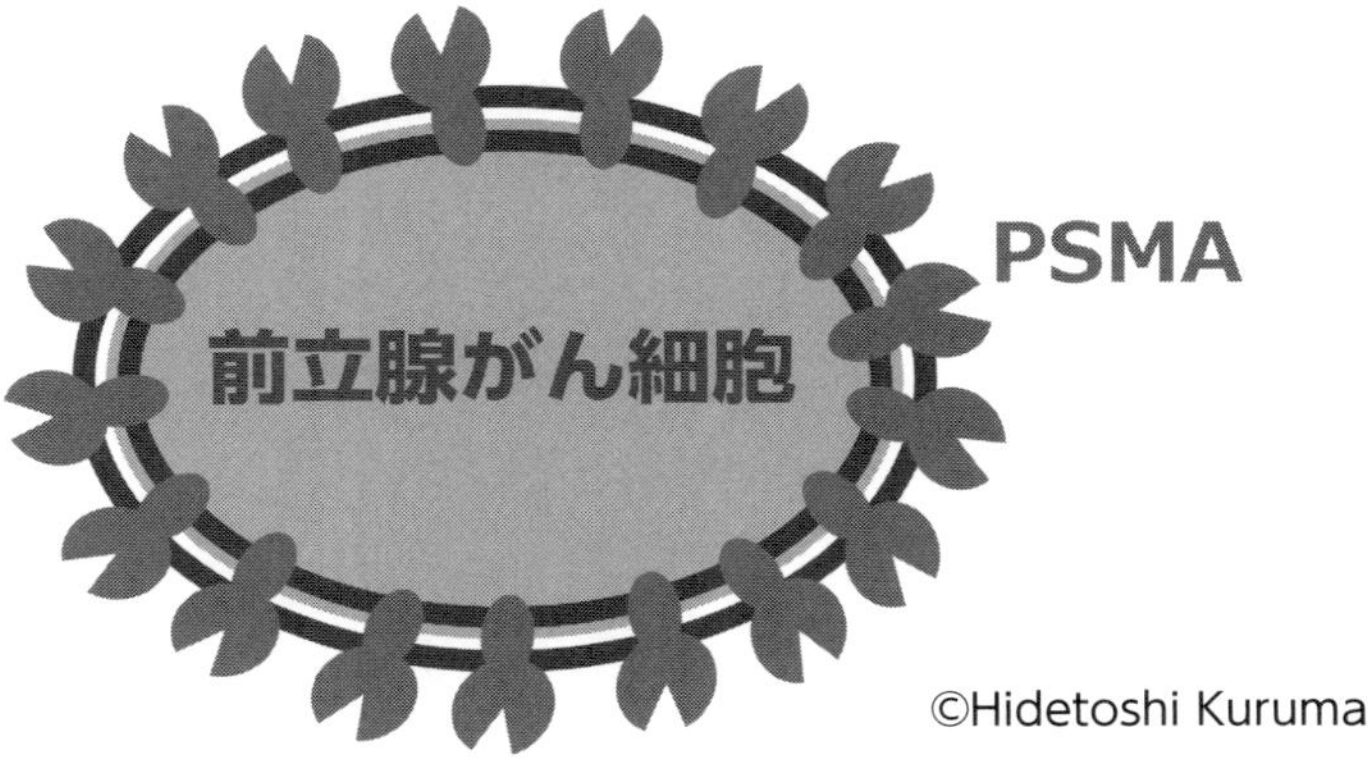

図　がん細胞の表面に PSMA が発現（著者作成）

ＰＳＭＡが発見されたのは１９８７年のことでした。人間の前立腺がん細胞を培養し、マウスに接種した際にＰＳＭＡが見つかり、研究がスタートしたのです。

私がカナダのバンクーバー総合病院前立腺センターに留学していた２００８年頃には、研究者の間でＰＳＭＡの存在は知られていましたが、それを検査や治療に応用する研究はあまり進んでいなかったようです。

ＰＳＡの場合、血液中から検出されるため、血液検査による確認が可能ですが、ＰＳＭＡは血液から検出されないため、たとえ前立腺がん細胞に発現することがわかっても、当時はそれを調べるすべが確立されていなかったのでしょう。

その後、２０１２年にドイツで前立腺がんの検査にＰＳＭＡを応用する研究が発表され、それに追従するかたちでオーストラリア、アメリカが研究を本格化させていきました。

そして、ＰＳＭＡを標的にした前立腺がんの検査が２０２０年にアメリカで認可され、翌年にＥＵでも認可されたのです。

ＰＳＭＡを用いた検査法と治療法については、後ほど詳しく解説していきますが、すでに欧米やオーストラリアではＰＳＭＡ医療が普及し、医療現場に劇的な変化をもたらそうとしています。日本ではまだ認可されていませんが、近い将来、必ずその流れが日本にもやってくるはずです。

ＰＳＭＡを標的にした画期的なＰＳＭＡＰＥＴ検査

ＰＳＭＡが前立腺がん細胞の表面に発現する物質であることは、ご理解いただけたかと思います。続いて、その特性を利用した最新の検査方法をご紹介します。

実は、正常な人の前立腺細胞にも、わずかにＰＳＭＡは出ています。ところが、前立腺がんになると、正常な人の100～1000倍もPSMAは増加します。

しかも、進行がんになるとより強く発現し、PSMAが数千倍にも跳ね上がります。そのため95％という高い確率でがんを発見できるのです。

PSMAの発現を調べる画期的な検査方法が、「PSMA PET検査」です。

「PET検査」とは、他のがん検査でも用いられる画像診断方法のこと。ただし、前立腺がんのPET検査は、これとは一線を画しています。

他のがんのPET検査の場合、ブドウ糖に似た性質の「FDG」という薬剤を注射し、FDGが集まるところをPETカメラで撮影し、CTやMRIを組み合わせて全身の分布を調べます。

がんがブドウ糖をエネルギー源として活発化するため、FDGを取り込んで画像に映りやすくなり、さまざまな部位のがんの活動を調べることが可能です。

しかし、前立腺がんは他のがんと少し性質が異なるため、FDG PET検査は有効ではありません。活発な前立腺がんはFDG PET検査でも映りますが、悪性度の低いがんは、FDGをあまり取り込まないため映らないのです。これも多様ながんが混在する前立腺がんの特徴と言えるでしょう。

また、前立腺が膀胱《ぼうこう》のそばに位置しているため、ＦＤＧが混じった尿が黒く映ってしまい、前立腺周辺が隠れてしまうことも一因になっています。

そのため、前立腺がんの分布を調べる手立ては、ＣＴやＭＲＩなどの画像検査と骨シンチグラフィー検査に限られていました。それがＰＳＭＡという目印が見つかったことで、前立腺がんにおいてもＰＥＴ検査が有効になったのです。

ＰＳＭＡは、細胞の表面にトゲトゲが突き出たような状態で発現しています。このトゲの先端が特徴的な形をしているため、そこだけにくっつく「リガンド」と呼ばれる物質が開発されました。

このリガンドにＰＥＴカメラで光って見える放射性物質を付加すれば、ＰＳＭＡが発現している箇所が画像診断で一目瞭然となります。

たんぽぽの種をイメージすると、想像しやすいと思います。

リガンドがたんぽぽの種だとしたら、放射線物質は綿毛の部分。それがＰＳＭＡというターゲットに飛んでいき、ペタペタくっついて綿毛の部分が見えているようなイメージです。

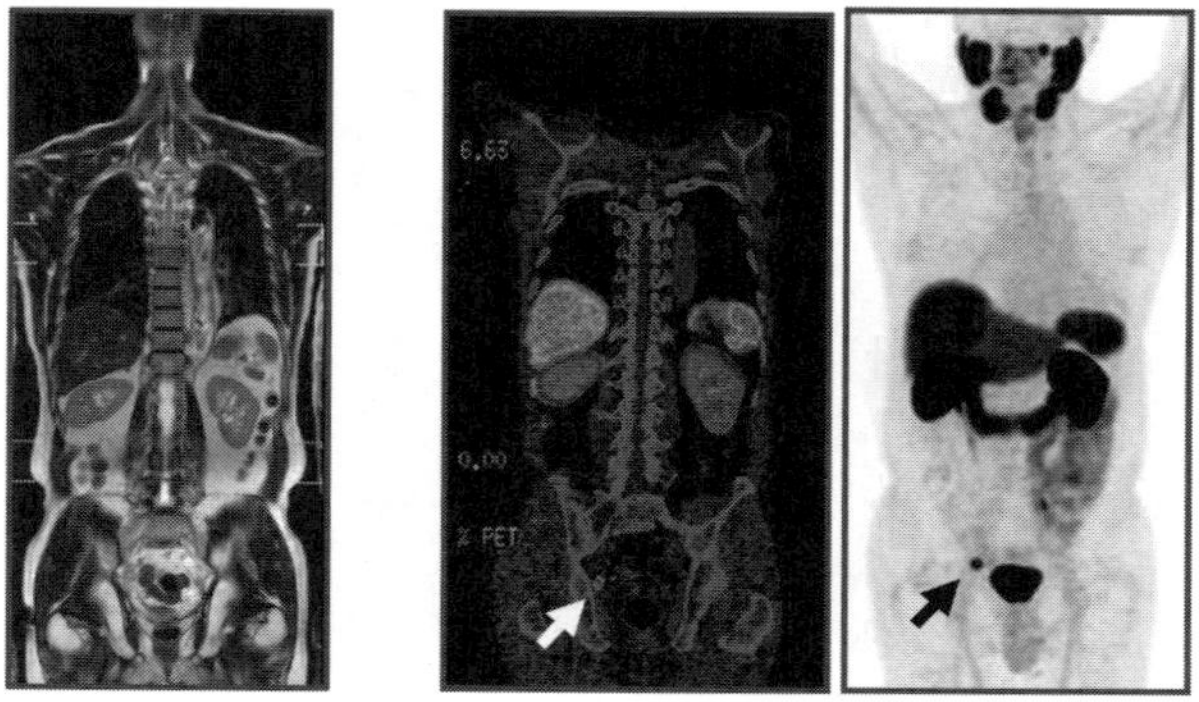

MRI では正常に見える骨盤リンパ節の一部に、PSMA PET/CT で小さな転移があることがわかります。

PSMA PET がきわめて小さながんも描出する実際の写真（一般社団法人セラノスティクス横浜より）

放射性物質というと、危険なもののように思われるかもしれませんが、ＰＳＭＡＰＥＴ検査で使われる核種は「フッ素18」か「ガリウム68」。いずれも非常に弱い放射性物質なので、体への負担はほとんどありません。

しかもＰＳＭＡに付着してもすぐに剥がれてしまい、尿と一緒に排出されてしまいます。ガリウム68の場合、1時間ほどで放射性物質は半減し、3～4時間もすればほとんど消えてしまい体内に留まることはありません。

検査の流れとしては、まずリガンドと放射性物質が入った薬剤を注射し、60分ほど待ってから放射性物質を感知するＰＥＴカメラが一体化された特殊なＣＴ（ＰＥＴ／ＣＴ）やＭＲＩ（ＰＥＴ／ＭＲＩ）で全身を撮影します。

通常はこれを２回繰り返します。30～40分ほどおいて再びＰＥＴ／ＣＴやＰＥＴ／ＭＲＩで検査するので、トータルで３～４時間くらいみておくといいでしょう。

画像診断ではＰＳＭＡが発現している箇所であれば、どこにあっても光って見えます。つまり、前立腺がんが遠くに転移していても発見できるわけです。

ＰＳＭＡ ＰＥＴ検査が優れているのは、まさにこの点でしょう。

前述のＰＳＡ検査は、がんの疑いがあることはわかるものの、転移がんとその部位を特定することは不可能でした。

そのため針生検で前立腺細胞を直接調べたり、ＣＴスキャンで腫瘍を探したりしていたわけですが、１～２㎜の小さながんは見逃されがちでした。しかし、ＰＳＭＡ ＰＥＴ検査なら、転移先にある１㎜程度のがんでも見つけられます。

以前は転移がんの場所が特定できなかったため、広範囲の放射線療法や全身治療のホルモン療法を行っていましたが、ＰＳＭＡ ＰＥＴ検査であれば、この問題をクリアできます。

転移がんの場所が特定できるので、ピンポイントで放射線療法を行ったり、その箇所だけ手術をしたりするなど、治療の選択肢が広がります。

一人ひとりの患者さんに適した必要最低限かつ十分な治療を選べるようになれば、これまでのようなオーバートリートメントもなくなるはずです。

より多くの患者さんがその恩恵に授かれるように、1日も早くPSMA PET検査が日本でも認可され、社会に普及していくことを願っています。

PSMA PET検査は、前立腺がん診療の問題点を解決する

PSA検査と名前が似ていることもあって、PSMA PET検査を前立腺がん診療の入り口になるような初期検査だと思うかもしれませんが、アメリカやEUでは、針生検で前立腺がんが確定したあとのステージ分類のために使われています。

PSMA PET検査の利点は、なんといっても前立腺がんを発見できる精度が非常に高いこと。

オーストラリアのホフマン教授らは、前立腺がんと診断された302人の患者さんに従来の画像検査とPSMA PET検査を行いました。その結果、従来の画像検査では転移のある患者さんの65%しか転移が発見できなかったのに対し、PSMA PET検査では92%の患者さんの転移が発見できました。つまり、従来の画像検査では残りの35%は転移がないとみなされて治療を受ける可能性があったのが、PSMA PET検査を受けるとその割合は8%にまで減少したのです。

この8%という数字はけっして看過していいわけではありませんが、多くはPSMAを出していない悪性度が低いがんであった可能性があります。

これまでの検査では、正確にステージ分類することが難しく、適切な治療法を選択しづらいことが大きな問題点でした。PSMA PET検査が普及すれば、検査に劇的な変化をもたらし、さまざまな問題が解決されるはずです。

どんな問題が解決されるのか、それぞれの可能性を見ていきましょう。

○問題①　前立腺の中にある早期のがんが見落とされてしまう

早期のがんは治療がしやすいというのに、MRI検査やCT検査では1～2㎜程度の小さながんは映りませんし、針生検でも取りこぼしてしまうことが、これまでの検査の弱点でした。

しかし、PSMA PET検査であれば、どんな小さながんも画像で光って見えるので一目でわかります。早期に発見できれば、必要最小限の治療法を選択することが可能になり、治療を長引かせずに根治を目指すこともできます。

これまでの検査では、PSA検査が重要な判断基準になっていました。PSA値が4〜10ng／mLはグレイゾーンとされ、MRI検査で確認して針生検を受けるのが一般的ですが、グレイゾーンの人でがんが見つかる確率は6割程度です。残りの4割はがんがないにもかかわらず、合併症の恐れがある針生検を受けていたことになります。

欧米では、針生検でがんが確定してから、PSMA PET検査でステージ分類することになっていますが、現在、どのタイミングで使うのが最適かを研究しています。臨床試験の結果によっては、前倒しで使われるようになっていく可能性があります。

仮に針生検の前にPSMA PET検査ができるようになった場合、PSA値が高くても、画像診断で異常がなければ別の要因が考えられるため、もう少し様子を見るという判断もありえます。場合によっては、針生検を受けずに済むかもしれません。

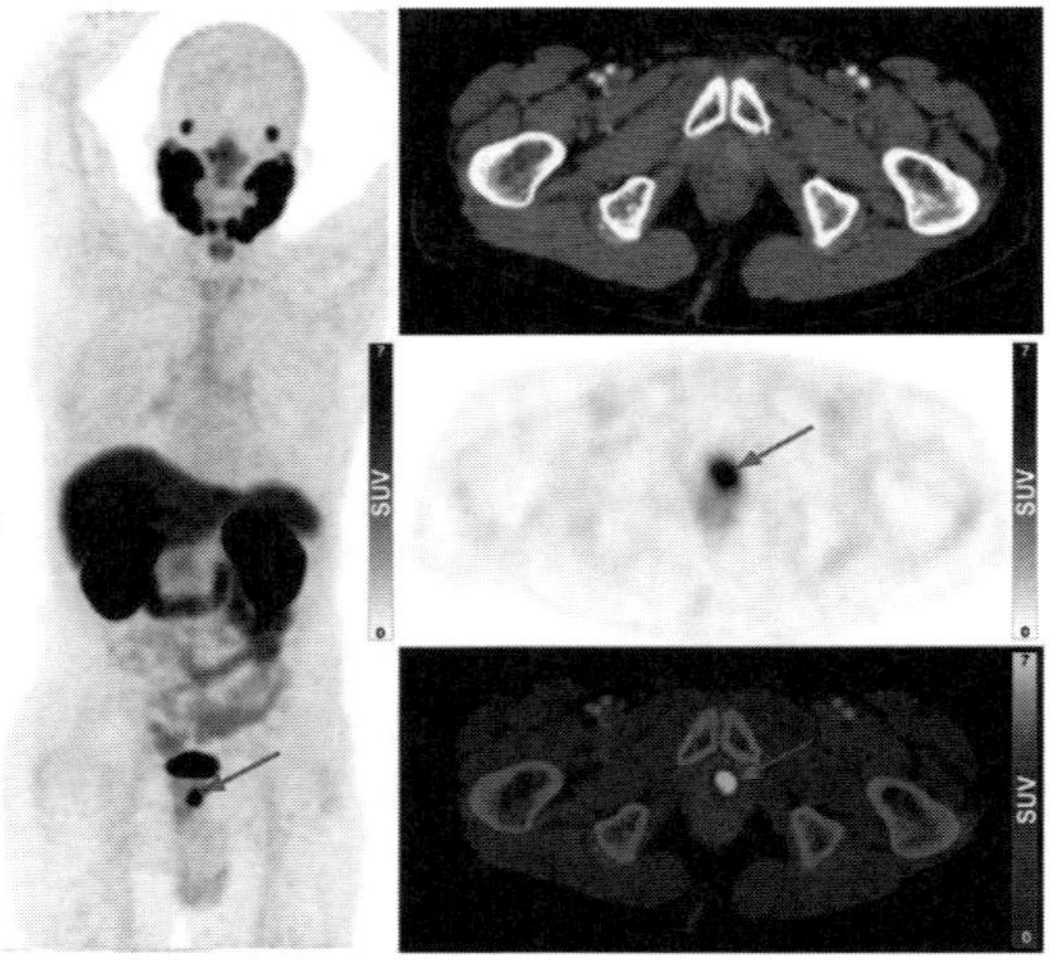

早期のがんも PSMA PET が描出できることを示す写真（Kesler M ら , J Nucl Med. 2023, 1030–1035. より）

また、ＰＳＭＡ ＰＥＴ検査は、ＭＲＩ検査やＣＴ検査、骨シンチグラフィーよりもずっと精度が高いので、他の画像検査を省略することも考えられます。

できれば針生検も省略したいところですが、針生検には細胞を観察してグリソンスコアを判定するという重要な役割がありますから、ＰＳＭＡ ＰＥＴ検査が普及しても針生検がなくなることはないでしょう。

しかし、針生検は一度だけとは限らず、経過観察になると定期的に行われるものです。ここでＰＳＭＡ ＰＥＴ検査を使うことができれば、画像診断でがんの進行がわかるので、何度も針生検を受ける必要がなくなるかもしれません。

○問題②　がんが転移している場所がわからない

問題①とも重なりますが、現状の検査では小さながんを見つけにくいため、転移していてもわからないという問題があります。

本当は小さな転移が存在しているのに従来の画像検査で転移がないステージ3以下と判断され、手術が選択されることが多いのが現実です。特に日本は、アメリカに次いでロボット手術が多いほどで、とにかく手術をしたがる傾向があります。

本来は前立腺を摘出すれば、PSA値はゼロ近くまで急激に下がるものです。ところが、PSA値が下がらないことや、術後に再び上がってくることがけっこうあります。これは見落とされてしまった小さながんが転移していたことを意味します。

PSMA PET検査の場合、がんがどこに転移していてもPSMAが発現しているので、画像診断で転移の場所が特定できます。

最初から転移がんの位置が特定できれば、手術ではなく、他の治療法を選択することも考えられますし、その後も転移がんにピンポイントで放射線を当てたり、その部位の組織を摘出したりするなど、体への負担が大きい全身治療をしなくて済むかもしれません。
　実際にオーストラリアでPSMA PET検査を受けたステージ4の患者さんは、転移がんの位置が判明したことで、ピンポイントで放射線を当てる治療を行い、PSA値がゼロになりました。予定していたホルモン療法を行わずに済み、筋力と男性活力が失われることもなく、今では元気にゴルフを楽しんでいます。

　これまでの前立腺がんの診療は、ステージ分類が曖昧だったために、適切な治療法を選択することが困難でした。なかには、やらなくて済んだ治療もあったと思います。後々後悔しないためには、ステージ分類で適切な治療法を見極めることが重要です。
　PSMA PET検査によって必要最低限かつ十分な治療法を選択できるようになれば、治療でつらい思いをしている多くの患者さんの負担が軽減されることでしょう。

PSMAは前立腺がん診療のゲームチェンジャー

新型コロナウイルス感染症が世界中でパンデミックを起こしていた頃、アメリカでRNAワクチンの大規模治験が急ピッチで行われ、短期間で人体への使用が認可されました。そのスピード感には驚かされたものですが、これは新型コロナの世界的な感染拡大という人類史上例のない特殊な事情があってのことで、通常では考えられないことです。

新しい医療技術が登場するとき、通常は認可されるまでに数々の臨床試験が行われ、長い年月を要するものです。

PSMA PET検査の場合、2001年にはアメリカでリガンドの開発が始まっていましたが、実際にドイツで臨床試験が報告されたのは2012年のことでした。

2020年にオーストラリアの医療機関が公表した4年がかりの臨床試験では、前述の通り、新たに前立腺がんと診断された302人を対象とし、PSMA PET検査と従来の画像検査が比較されました。その結果、正確に転移を診断できた割合は、従来の方法が65%だったのに対し、PSMA PET検査は92%という驚異的な精度を示したのです。

また、2021年にアメリカで行われた試験では、限局性がん（第4章参照）で手術を受けた患者の27％が、事前のPSMA PET検査で転移が見つかっていたことがわかりました。治療後の再発についても、従来の画像検査で転移が見つからなかった患者の57・6％が、PSMA PET検査で転移が見つかっています。

こうした治験結果から、PSMA PET検査が他の画像診断よりも圧倒的に優れていることが証明され、アメリカとEUで認可されるに至ったのです。

認可の対象となるのは、前立腺がんの高リスク群の診断および再発が疑われるときの画像診断というものです。

今やアメリカとEUの前立腺がん診療のガイドラインでは、高リスク群の治療法を選択する際にPSMA PET検査が推奨され、「PSMA PET検査を抜きにしてステージ分類するなんてありえない」という感覚になっているほどです。

なぜ、対象が高リスク群と再発の疑いがあるときに限定されるかというと、それを対象とした臨床試験から進められてきたからでしょう。

PSMA PET検査の臨床試験は、今なお継続中です。結果次第では、針生検の前の画像診断に用いるなど、もっと早い段階で使用することも検討されています。

ＰＳＭＡ ＰＥＴ検査によって正確にステージ分類がなされ、適切な治療法が選択できるようになるだけでも大変な進歩ですが、実はＰＳＭＡを利用した医療は、検査に留まらず、前立腺がんの治療においても有効です。

「ＰＳＭＡ治療」については第5章で詳しく解説していきますので、ここでは簡単な説明に留めたいと思います。

ＰＳＭＡ ＰＥＴ検査の場合、ＰＳＭＡに結合するリガンドにガリウムやフッ素などの放射性物質を加えます。この放射性物質は、前立腺がん細胞が画像でわかるように光らせるためのものです。一方、ＰＳＭＡ治療の場合、リガンドにがん細胞を直接攻撃するための放射性物質を付加します。仕組みは同じでも、光らせるための放射性物質と、治療のための放射性物質という違いがあるわけです。

２０１７年にドイツで行われた研究では、転移性去勢抵抗性前立腺がん患者１４５人にＰＳＭＡ治療を行ったところ、たった1回の治療で40％の患者のＰＳＡ値が50％以上も低下したことが報告されました。

去勢抵抗性前立腺がんは、「ホルモン抵抗性前立腺がん」とも呼ばれ、ホルモン治療を行っているにもかかわらず、耐性をつけた前立腺がんが進行していく状態を意味します。ステージ4のなかでもきわめて重症度の高い前立腺がんであり、この後の有効な治療法というと、抗がん剤治療が残されているくらいでした。

さらに、転移性去勢抵抗性前立腺がんで抗がん剤治療をしても効かなくなった患者に対して大規模な研究がオーストラリアとアメリカで行われました。抗がん剤治療が効かなくなると治療が行き詰まってしまい緩和治療しかなくなってしまいます。ところが、これらの治験では約半数から6割の患者のPSA値が50％以上低下し、さらに生存率が伸びたと報告されたのです。

これを受け、2022年にPSMA治療はアメリカとEUで認可されました。この流れは、近い将来、必ず日本にもやって来ます。

PSMA医療は、前立腺がん診療のゲームチェンジャーとなり、またたく間に主流になっていくことを私は確信しています。

実は日本でも並行してPSMA PET検査とPSMA治療の治験が進められており、おそらく同時に認可されるものと考えられています。

スイスに本拠を置く世界的な大手製薬会社が日本に放射性リガンド療法の工場を建設中

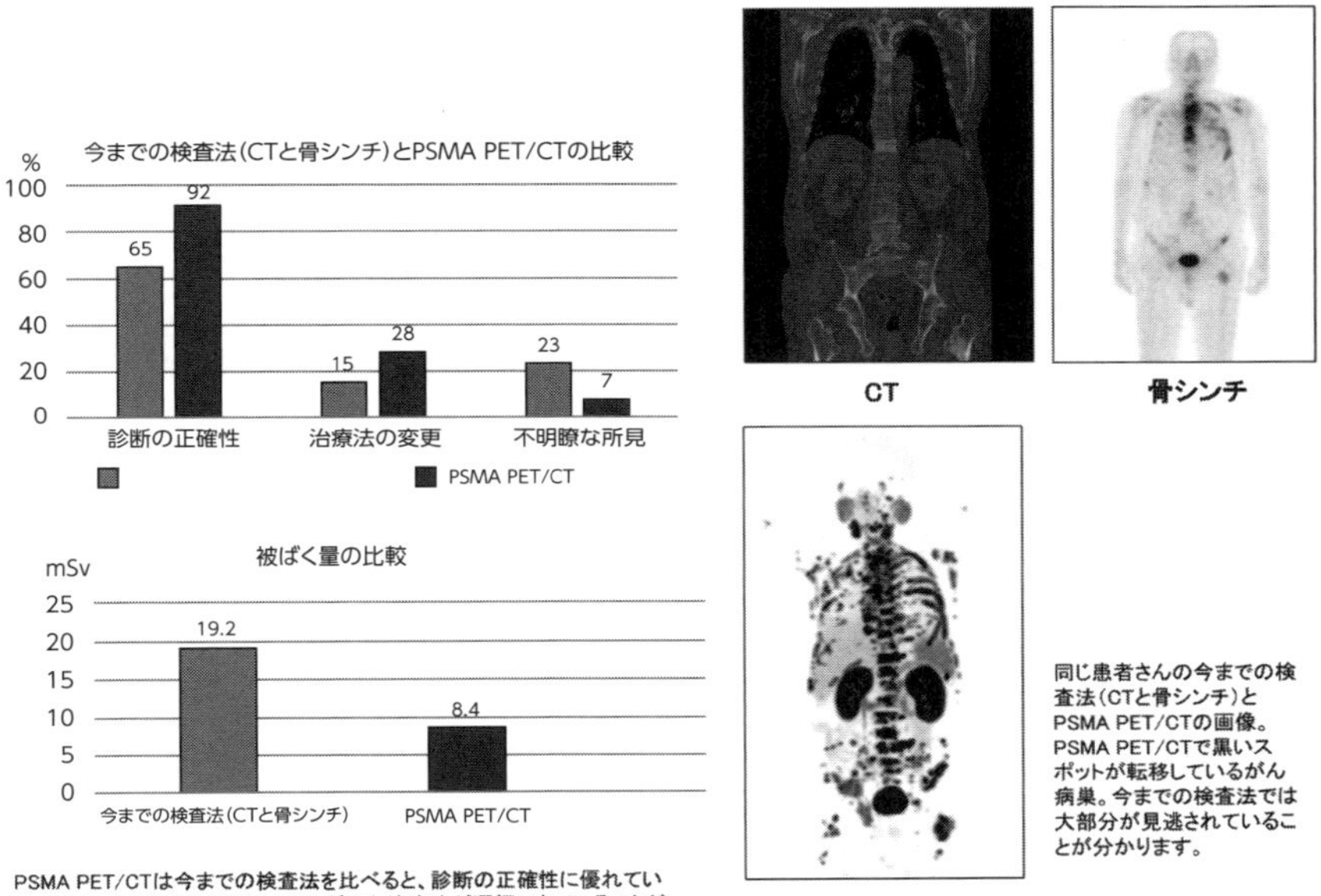

PSMA PET/CTは今までの検査法を比べると、診断の正確性に優れていて、PSMA PET/CTを行うことでより適した治療法が選択できていることが分かります。さらに、放射線の被ばく量も低いため、安全性が高いことも示されています。

同じ患者さんの今までの検査法（CTと骨シンチ）とPSMA PET/CTの画像。PSMA PET/CTで黒いスポットが転移しているがん病巣。今までの検査法では大部分が見逃されていることが分かります。

図　PSMA PETの有用性を科学的に証明した文献（グラフ：Hofman M ほか、Lancet 2020, 395, 1208–1216. より　写真：一般社団法人セラノスティクス横浜より）

という報道もあり、認可されることは確実とみていいでしょう。ただし、放射性物質の確保や規制の問題、管理体制が整った施設が限られるといった問題があり、多くの患者さんが恩恵を受けられるようになるのは、もう少し先になりそうです。

　しかし、PSMA PET検査については、実は2024年から日本でも自由診療がスタートしています。まだまだ実施している医療機関は限られていますが、興味のある方は、ぜひインターネット等で調べてみてください。

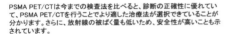

Column ③

各国のPSMA医療事情

PSMA医療の研究はドイツで始まり、オーストラリアが追従するかたちで進められてきました。やや遅れてアメリカが研究するようになり、この3カ国が中心になって大規模治験を行ったことで、2020年にアメリカでPSMA PET検査が認可され、翌年にEUでも認可。PSMA治療は、2022年にアメリカとEUで認可されました。

PSMA PET検査については、今ではカナダ、南アフリカ、トルコ、マレーシア、シンガポールなど、さまざまな国で認可されています。なぜマレーシアとシンガポールが積極的かというと、各国の富裕層の医療ツーリズムを想定し、国をあげてPSMA医療の産業化に取り組んでいるからです。

ちなみにPSMA医療のトップランナーであるオーストラリアは、実は正式に

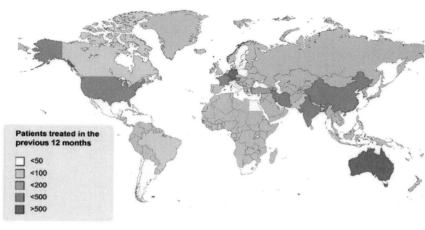

図　2021 ～ 2022 年にかけて PSMA 療法を実施している国と治療件数（Farolfi A ら , J Nucl Med 2024, :438–445 より）

認可されていません。そのかわり国が補助金を出すことで治療費の負担が抑えられ、医療設備も充実しています。ＰＳＭＡ治療が認可されている欧米諸国よりも治療費が安いくらいで、治療実績も豊富なので、日本人が海外でＰＳＭＡ医療を受ける場合、オーストラリアが第一の選択肢になります。

ＰＳＭＡ治療の認可については、放射性物質の規制も関わっています。

現在、治療用で認可されている放射性物質は、ベータ線を放出する「ルテチウム-177」のみ。より効果が強いとされるアルファ線を放出する「アクチニウム-225」は、どの国にも認可されていません。なぜなら放射性物質の規制カテゴリーが異なり、より厳格な基準になるからです。入手も製造も非常に困難な状況です。世界中で年間３０００人分の供給量しかないため、オーストラリア、ドイツ、南アフリカの３カ国でしかアクチニウムを使ったＰＳＭＡ治療を受けることはできません。

しかし、ホットな話題として、２０２４年２月に日本原子力開発機構と国立がんセンターがアクチニウムの国産化に向けて動き始めました。日本でＰＳＭＡ治療が認可されたとき、ひょっとしたら国産アクチニウムを使ったＰＳＭＡ治療が実現しているかもしれません。

第４章

前立腺がんの治療法

リスク分類でわかる前立腺がんの段階

前立腺がんと診断されると、誰しも暗澹《あんたん》たる気持ちになるものです。しかし、前立腺がんは、非常にゆっくり進行しますし、悪性度の高い危険ながんから、とりたてて悪さをしないがんまで、いろいろな種類があるので、まずは落ち着いて前立腺がんの病状をきちんと理解することが大切になります。

病状を正確に把握することは、適切な治療法を選択する上でも重要です。なかには前立腺がんと診断され、治療法の参考として本書を手に取っている方もいると思いますが、医者から勧められるままに治療を受けるのではなく、患者さん自身がリスクも含めて納得した上で治療法を決めることが大事になってきます。

治療法の選択では、本当に多くの患者さんが悩まれます。

選択する際の考え方をアドバイスするとしたら、まず前立腺がんがどれくらい進行しているかが最重要の判断基準になります。それによって経過観察、小線源療法、手術、放射線療法、ホルモン療法など、適切な治療法も変わってくるからです。

その上で自身の年齢や仕事、ライフスタイルなどを考慮し検討してみるといいでしょう。

ご高齢の方でしたら、体への負担の大きい治療は体力的に厳しいかもしれませんし、早期の場合は、前立腺がんを持ちながら天寿をまっとうされる人も少なくありません。

逆に40～50代の若い人は、がんが活発で進行が早いことがありますから、早急に治療したほうがいいでしょう。その後の人生も長いですから、治療を長引かせないことを念頭に置いて選択するといいと思います。

また、合併症のリスクのある治療法もありますから、自分が何を大事にしたいかを見極めておくことも大切です。

たとえば、性生活を大事にしたいなら、手術よりも小線源療法のほうがいいかもしれません し、精力的に仕事を続けたいという人や元気にスポーツを楽しみたいという人は、男性活力や筋力が失われるホルモン治療は避けたほうがいいかもしれません。

がんの進行度、年齢、重視するアクティビティ、この3つが治療法を選択する際の主な判断材料となります。他には経済的な負担の大きさもあるでしょう。治療が長引くと、それだけ治療費もかさみますし、なかには高額療養費制度もありますから、ご自身の経済状況と照らし合わせて判断するといいでしょう。

いずれにせよ治療法は、がんの進行度に応じて選択するものです。進行度は大きく分けて、「限局性がん」「局所浸潤がん」「転移がん」の3つに分類されます。

「限局性がん」は、がんが前立腺内に留まっている状態です。転移がないからといって安心できるわけではなく、早期のがんもあれば悪性度の高いがんが混在している場合もあるので、リスク分類をして治療法を決めていきます。

「局所浸潤がん」は、がんが前立腺の被膜や外まで広がったり、隣接する臓器に浸潤したりしている状態です。がんが進行していることから高リスク群に分類されます。

「転移がん」は、リンパ節や離れた臓器に転移している状態です。前立腺がんは、あまり症状が出ないものですが、骨に転移すると激しい痛みを伴うことがあります。

「転移がん」については、ホルモン療法や抗がん剤治療などの全身治療、あるいは広範囲の放射線治療が想定されますが、「限局性がん」と「局所浸潤がん」については、リスク分類の結果で治療法を判断していくことになります。

リスク分類の指標となるのが、「PSA値・グリソンスコア・TNM分類」の3要素です。

PSA値とグリソンスコアについては前述のとおりですが、TNM分類については、やや難解なので概要を記すに留めたいと思います。

国際的な分類法であるTNM分類では、がんの広がり方を「T」、リンパ節への転移を「N」、離れた臓器への遠隔転移を「M」と表記し、進行度を数字で表していきます。「T1」と「T2」は限局性がん、「T3」は局所浸潤がんを意味します。これをさらに細かく分類し、「T3a」は被膜の外に広がったがん、「T3b」は精嚢にまで及んだがん、「T4」は膀胱《ぼうこう》や直腸などの周囲の臓器に広がったがんというふうに、がんの広がり方を表記します。

リンパ節への転移を示す「N」、骨や遠くの臓器への手にを示す「M」については、「N0（転移なし）」、「N1（転移あり）」というふうに0か1で表記されます。

たとえば、「T3bN1M0」と表記されていたら、精嚢までがんが広がり、リンパ節に転移があるものの、骨や臓器には遠隔転移はしていないことを表しています。

転移のない前立腺がんは、TNM分類、PSA値、グリソンスコアの3要素から再発の危険度（リスク）を3段階に分けて治療方針を決めるのが一般的で、最もよく使われているのが、アメリカのNCCNガイドラインのリスク分類です。
・低リスク／T1～T2a、またはグリソンスコア6以下、またはPSA値10ng／mL未

各治療法を適用することができるかどうかを判断するためによく用いられているリスク分類

● NCCNガイドラインのリスク分類

	低リスク	中リスク	高リスク
病期	T1-T2a	T2b-T2c	T3a
グリソンスコア	2-6	7	8-10
PSA値（ng/mL）	10 >	10 < 20	20 <

（日本泌尿器科学会編「前立腺癌診療ガイドライン2016年版」）

表　前立腺がんのリスク分類

満
・中リスク／T2b～T2c、またはグリソンスコア7、またはPSA値10～20ng／mL
・高リスク／T3a、またはグリソンスコア8～10、またはPSA値20ng／mL以上
　それぞれ適切な治療法も異なってきますから、年齢や健康状態、重視するアクティビティや生活の質、避けたい副作用や合併症などを検討した上で、後悔のない治療法を選ぶようにしてください。

前立腺がんの治療法はステージで大きく変わる

前立腺がんは、他のがんのように一気に全身に広がるようなことはなく、前立腺を中心にゆっくり広がっていきます。前立腺の1カ所から散らばるように広がっていくパターンと、前立腺内で同時多発的に発症する「多中心性」というパターンがあり、後者の場合、最初からバラエティーに富んだがんが混在しているため、悪性度が高いがんがいくつも含まれていることがあります。

がんが進行すると、前立腺の被膜を食い破るように外に出ていき、周囲に浸潤していきます。リンパ節もしくは血液を経由して離れた場所に転移していくこともあります。

がんの病期はステージで表されます。これは前述のTNM分類を基準に判断され、ステージ1～2は、がんが前立腺に留まっている状態（限局性がん）、ステージ3は、がんが前立腺周辺に浸潤している状態（局所浸潤がん）、ステージ4は、がんが転移している状態（転移がん）となります。

前立腺がんは、ステージごとに治療の考え方が大きく異なります。それぞれのステージ

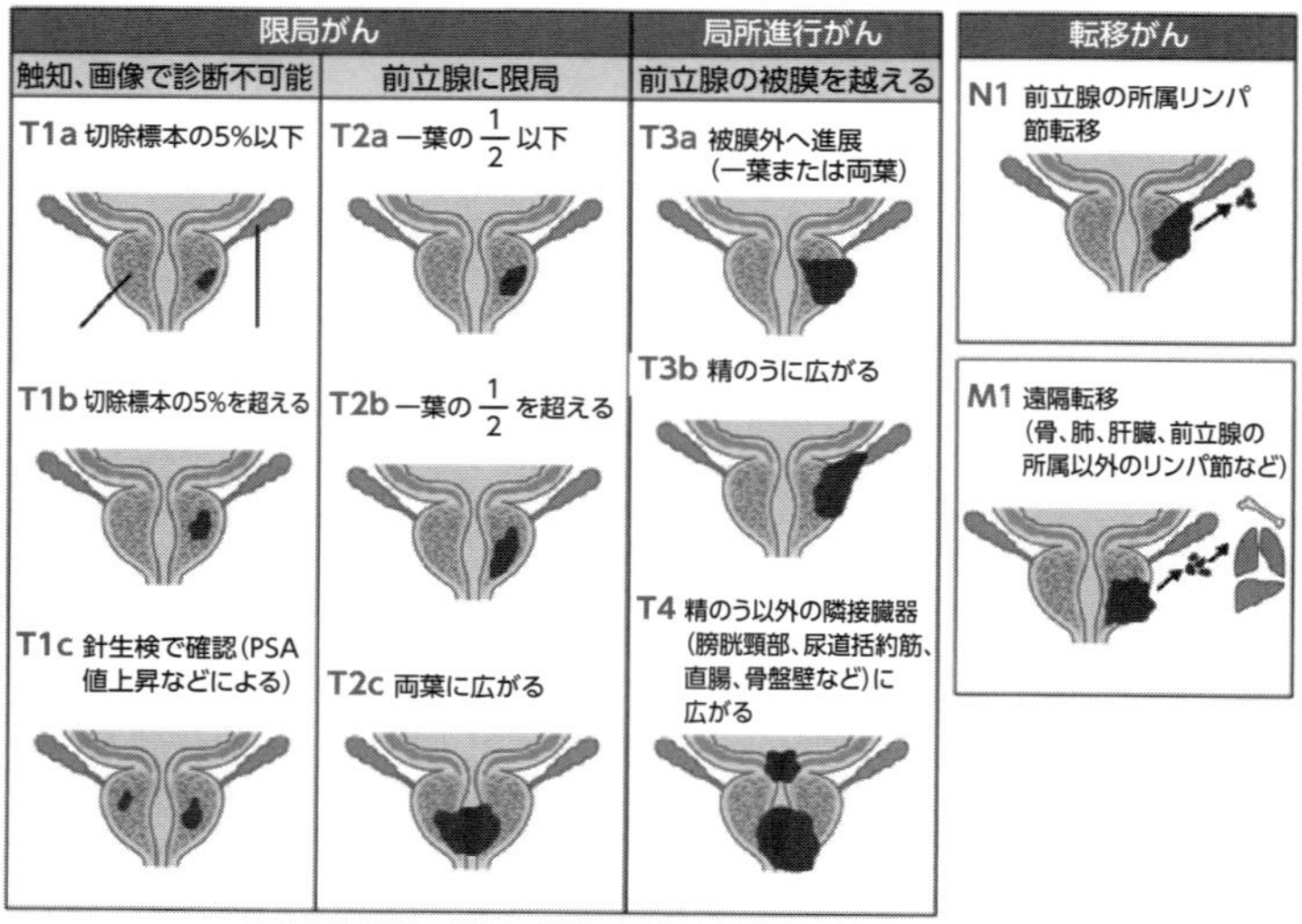

TNM悪性腫瘍の分類改訂第7版（2009年）：「前立腺癌取扱い規約」第4版（金原出版）より作成

表　前立腺がんのステージ分類と TNM 分類

の標準的な治療法を見ていきましょう。

ステージ1〜3は、手術か放射線療法が標準治療になります。

「前立腺全摘除術」は、早期のうちに前立腺をすべて摘除することで、元凶となる前立腺がんを根絶させるという治療です。前立腺を部分的に摘除することはありません。

「放射線療法」は、前立腺に放射線を照射することで、がんを死滅させる方法です。早期の前立腺がんの場合は、先に紹介した小線源療法（66ページ参照）も非常に効果的です。

局所の放射線療法も、手術と同様に

根治を目的に治療が行われます。早期の場合はいずれも高い効果が期待できますが、どちらがいいとは一概には言えません。

手術には尿漏れや勃起不全などの合併症の危険が伴いますから、できれば避けたいと思う人も多いでしょう。一方で局所の放射線療法は、体への負担が小さく、男性機能も温存されますが、前立腺を残すわけですから再発の恐れがあり、治療後もずっと経過を見ていく必要があります。それを考えると、手術をして前立腺がんから解放されたほうがいいという考え方もあるわけです。

また、早期の場合は監視療法も考えられます。近年はPSA検査の普及により、早期のがんが発見されるケースが増えているため、「すぐに治療を行う必要はない」と判断されることがあります。治療を急がず、定期的にPSA検査と針生検を行いながら経過を観察し、がんがある程度大きくなったり悪性度が上がったりしたところで治療へと進みます。

治療のタイミングを遅らせているだけですから、40～60代の人は早めに治療したほうがいいと思いますが、70代以上の高齢者の場合、がんの進行が遅いこともあるため、経過を観察しているうちに天寿をまっとうされる方も少なくありません。

また、高齢者は心臓病など他の疾患を抱えていたりしますから、年齢や健康状態をかんがみて監視療法がとられることも多いのです。

生涯にわたって悪さをしないであろう早期のがんであっても、安易に手術が行われるケースが少なからずあります。たしかにそのほうが安心できるかもしれませんが、高齢の患者さんの場合、無用の手術ということもありうるので注意が必要です。

ステージ3でがんが前立腺の外に浸潤している場合や、ステージ4でも転移が前立腺のそばのリンパ節に限られているときは、手術と放射線療法を組み合わせた治療が選択肢となります。

このステージの放射線療法の場合、骨盤全体に放射線を当てるなど、より広い範囲が対象になります。

ステージ1〜2の患者さんの7割ほどは、手術や放射線療法で根治しますが、残りの3割は再発します。そうなると転移があるわけですから、ステージ4と診断されます。この段階では、広範囲の放射線療法に加え、ホルモン療法が併用されるのが一般的です。

ホルモン療法は、男性ホルモンの分泌をブロックすることで、がんの増殖を抑える全身治療です。ホルモン療法は根治することはなく、補助的な治療であったり、ステージ4の患者さんの生存期間を延ばすことを目的に行われます。

再発によりステージ4と診断された場合は、すでに手術や放射線療法を受けていることが多いですが、初期検査でステージ4と診断された場合、最初からホルモン療法が選択されます。

ホルモン療法のメリットとして、手術で勃起神経が切れてしまったり、放射線療法で前立腺周辺の血管が焼けてしまったりといった合併症の危険がないため、勃起機能そのものは保たれます。

ただし、男性ホルモンを抑える治療法ですから、結局は性欲が低下してしまい、性生活に影響が出るでしょう。他にも筋肉が細くなって脂肪が増えたり、運動能力が低下したり、男性的な活力が失われたりといったさまざまな影響が生じます。そのため元気に仕事やスポーツを続けたいという人は、男性活力や運動能力を重視し、ホルモン療法を避けるケースもあります。

医師としては、ステージに応じた適切な治療法であることと、患者さんが重視するアクティビティを考慮し、一番いい落としどころで治療法を考えていきます。しかし、進行が遅いといっても、初期治療を誤ると死に至るのが前立腺がん。たとえ手術やホルモン療

限局性がん T1 か T2 で N0 かつ M0	**低リスク** 以下のすべてが当てはまるもの ・PSA 値が 10.0ng/mL 以下 ・T 分類で T1 ～ T2a ・グリソンスコア 6 以下	・監視療法 ・手術 ・放射線療法 ・フォーカルセラピー（保険外治療）
	中間リスク 低リスクにも高リスクにも当てはまらないもの ・PSA 値が 10.1 ～ 20.0ng/mL ・T 分類で T2b 以下 ・グリソンスコア 7 以下	・監視療法（高齢や合併症のある場合） ・手術 ・放射線療法（ホルモン療法を併用することもある）
	高リスク 以下の 1 つでも当てはまるもの ・PSA 値が 20.1ng/mL 以上 ・T 分類で T2c 以上 ・グリソンスコア 8 以上	・手術（放射線療法やホルモン療法を併用することもある） ・放射線療法（ホルモン療法を併用することもある） ・ホルモン療法（高齢や合併症のある場合）
局所浸潤がん T3、T4 で N0 かつ M0		・手術（放射線療法やホルモン療法を併用することが多い） ・放射線療法（ホルモン療法を併用することが多い） ・ホルモン療法（高齢や合併症のある場合）
転移がん N1、M1 のどちらか、または両方		・ホルモン療法 ・抗がん剤 ・放射線療法（がんの量を減らす、痛みをとる、骨折のリスクを減らすなどの目的で行う） ・手術（対症療法として行う） ・転移が前立腺のそばのリンパ節に限られているときは放射線療法や手術を行うこともある

表　ステージによる治療法の選択（著者作成）

法を避けたいという患者さんの要望があったとしても、ときには「そんなことを言っている場合ではない」と明確に伝える必要もあるのです。

年々進化を遂げる「放射線療法」

放射線は目に見えないため、イメージしづらいものですが、雨を想像してみるといいでしょう。短時間で一気に降る豪雨と、小雨が降り続ける長雨では、降水量は同じでも環境への影響は異なります。一気に大量の雨が降り注ぐと川が決壊しかねませんが、ちょっとずつ降る長雨なら大した被害が出ることもないでしょう。

放射線量を測る単位として「シーベルト」が知られていますが、これは被ばくによる人体への影響を測る単位で、雨に例えると、どれだけ環境に被害が出るかを測っているようなものです。

一方、放射線療法では「グレイ」という単位が使われます。こちらは放射線のエネルギーがどれだけ人体に吸収されたかを示す単位で、雨に例えると降水量といったところでしょうか。一気に雨が降るよりも、長雨のほうが被害は少ない。しかし、降水量は同じ。この考え方が放射線療法にも当てはまるわけです。

放射線治療は「外照射」と「組織内照射」に大別されます。外照射は、体の外側から放射線を照射する方法、組織内照射は、前立腺の中から照射する方法です。

先に紹介した前立腺の中から放射線を当てる小線源治療が組織内照射にあたり、限局性がんを対象に行われます。外照射療法については、限局性がんから転移がんまで幅広く適用され、時にホルモン療法とも併用されます。

外照射療法で主流となっているのが、高エネルギーの「X線治療」です。

1回の照射時間は10~15分程度ですが、週5日のペースで2カ月ほどにわたって治療が行われます。何十回と治療を受けることになるので、基本的に通院になります。

これは降水量の考え方と同じで、一度に大量の放射線を照射するのではなく、ちょっとずつ分けて照射しているということ。前立腺がんの治療では、トータルで70グレイ以上照射することが推奨され、それを1回あたり2グレイ程度に分割して照射しているわけです。

外照射療法は、体への負担が小さく、副作用も少ない治療法ですが、前立腺に隣接した臓器にダメージを与えると、排尿障害、血便、勃起不全といった合併症が出る可能性があるので、線量を抑えてちょっとずつ治療する必要があります。

そのため治療が長期にわたってしまうことが放射線療法の弱点でした。しかし、近年は

1回あたりの線量を増やす「寡分割照射《かぶんかつしょうしゃ》」を実施する病院も増えています。

通常の照射が1回2グレイ程度であるに対し、寡分割照射では1回3グレイ以上とし、そのぶん治療回数を減らします。トータルの線量が同程度であれば、効果も同等となり、気になる副作用も同等か軽度であることが報告されています。

また、ロボットアームであらゆる方向から照射が可能な「サイバーナイフ」を使った最新の寡分割照射も登場しています。照射方向とビーム数を自動的に調整することで、より精密な照射が可能となっています。

正常な組織にダメージを与えてしまうことが、放射線療法の長年の課題でした。ダメージを減らすには、ターゲットに放射線を集中させる必要があるわけですが、X線は体内でエネルギーが弱くなる性質があるため、集中させるのが難しく、4方向から放射線を当てたりしていたわけです。

その点を改善したのが、3D-CRT（3次元原体照射法）です。CTスキャンによってターゲットを正確に定め、多方向から放射線を集中させるというもので、リニアック（直線加速器）という装置で行うのが主流になっています。

さらに3D-CRTを進化させたのがIMRT（強度変調放射線療法）です。どこが進歩したかというと、照射範囲の中で放射線の強度を調整できるようになっています。これまで前立腺に放射線を当てると、前立腺の中の尿道にも影響が出ていましたが、IMRTなら、尿道付近の照射を弱め、がんが発生しやすい辺縁域に集中させることが可能です。これにより排尿障害などの合併症を、さらに減らすことができるでしょう。

近年はX線にかわる放射線療法として「粒子線療法」が注目を集めています。粒子線には、陽子を加速した「陽子線」と、陽子より質量が重い炭素イオンを加速した「重粒子線」があり、陽子線はX線と同程度のパワーですが、重粒子線はX線の2〜3倍のパワーがあるとされています。

X線は、体の表面でエネルギーが最大になり、体内に進むほど弱くなっていく性質があります。また、ターゲットに到達しても突き抜けてしまうので、正常な組織への影響は避けられませんでした。一方で粒子線は、エネルギーを維持したままターゲットに到達し、計算された位置でエネルギーを最大化させ、その直後に離散します。この特性により、ターゲットに効率よく線量を集中させながら、正常な組織への影響を最小限に抑えることができるのです。

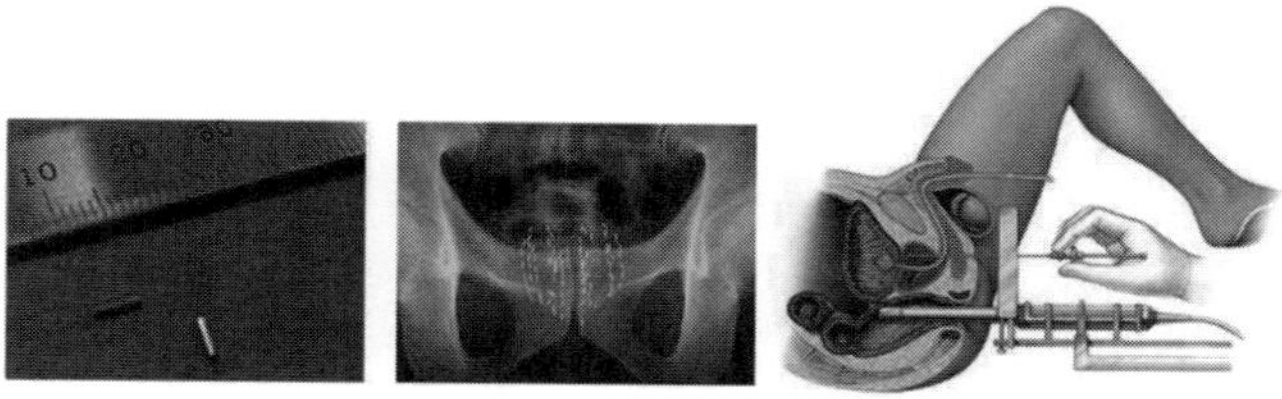

東京慈恵会医科大学ホームページより

小線源治療　ヨウ素125が密封されたチタン製の小さなカプセルを60～120個ほど前立腺に埋め込みます。

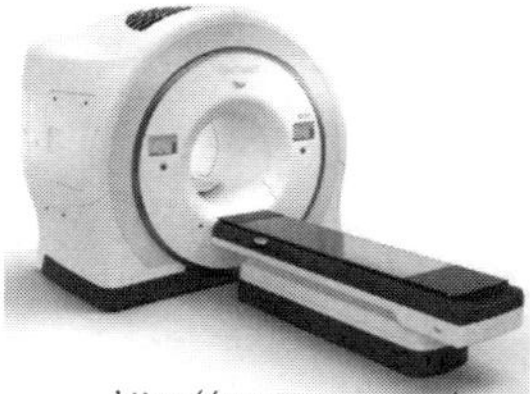

https://www.accuray.com/

外照射治療　体の外から放射線を当てる治療で、コンピュータで計算して前立腺に集中して照射する方法が進歩しています。また、陽子線治療や重粒子線治療も行われています。

図　さまざまな放射線治療の方法

以前は先進医療とされ、３００万円ほどの高額医療だった粒子線療法ですが、２０１８年に保険適用されたことで、だいぶ治療が受けやすくなっています。大がかりな設備が必要なため、まだまだ実施できる医療施設は限られますが、高い効果が期待できる治療法ですから、検討してみる価値はあるでしょう。

放射線療法は、技術革新により年々進歩を遂げています。今後、さらに効果的な照射法が確立され、前立腺がん治療の主役になっていくことでしょう。

ＳＦ映画さながらの「ロボット手術」

先日、映画『エイリアン コヴェナント』を観ていたところ、主人公がカプセル型の自動手術装置に入り、レーザーでお腹を切開してエイリアンを摘出するシーンがあり、まるでロボット手術のようだと思いました。

私が初めてロボット手術を見学したのは、カナダで研究していた２００８年のこと。ＳＦ映画のような医療技術を目の当たりにし、手術が大転換を迎えることを確信したものですが、普及するのは当分先のことだろうと考えていました。

ところが実際は、２０１２年に日本でも前立腺がんのロボット手術が保険適用され、今や開腹手術や腹腔鏡手術をしのぎ、８割以上がロボット手術で行われています。

ロボット手術は、90年代初頭の湾岸戦争の際、中東で負傷した兵士を遠隔手術するために開発が始まりました。やがて民間企業が開発を受け継ぎ、手術用ロボット「ダビンチ」を開発。みるみる世界中に普及し、今では全世界で７５００台以上、日本にも５７０台以上が導入され、アメリカに次ぐ世界第2位の保有数となっています。

また、日本でも川崎重工業とシスメックスの共同設立によるメディカロイドという会社が、「hinotori™」という手術用ロボットを開発しています。2026年までに300台の出荷を目指しています。そのほか、アイルランドに本社を置くメドトロニック社が開発した「Hugo™（ヒューゴ）」を導入している施設もあり、まさにロボット手術全盛期の様相です。

ロボット手術の正式名称は、「ロボット支援《しえん》腹腔鏡《ふくくうきょう》前立腺《ぜんりつせん》全摘除術《ぜんてきじょじゅつ》」というもので、手術の方式自体は腹腔鏡手術と大きな違いはありませんが、3Dの立体映像やミリ単位の操作性によって、より緻密な手術が可能となっています。

ロボット手術がどれだけ未来的な技術であるかをご理解いただくためにも、前立腺全摘除術の変遷をたどってみたいと思います。

そもそも前立腺は恥骨の奥の狭いところに位置し、スペースに余裕がないため手術が困難でした。しかも膀胱、直腸、尿道括約筋といった重要な器官が隣接し、前立腺の両側には、排尿や勃起を司る神経の束が通っています。

前立腺がんの手術は、正常な組織ごと前立腺を全摘除するのがスタンダードです。部分的に切除することはありません。

前立腺を摘除する際、周囲を傷つけずにがんを残らず切除するのは非常に難しく、尿道括約筋が損傷すれば尿漏れの原因となり、勃起神経が損傷すれば勃起不全になるというふうに、手術に合併症はつきものでした。なかには手術によって血流が滞り、ペニスが縮んでくる「陰萎《いんい》」という合併症もあります。

かつて前立腺がんの手術というと、腹部を切開する「恥骨後式《ちこつこうしき》」と睾丸《こうがん》と肛門の間を切開する「会陰式」のいずれかでした。主流となっていた開腹手術には、大量に出血してしまう問題があり、事前に患者さんの血液を何回か採集して輸血用バッグに保管し、輸血が必要なときに使用する自己血輸血まで行っていました。

やがて1998年にフランスで「腹腔鏡手術」が開発され、日本では2006年に認可されました。腹部に小さな穴を5つ開け、そこから腹腔鏡（カメラ）と手術鉗子《かんし》を入れ、モニターを見ながら手術を行う方式です。

この方式の画期的だったことは、カメラで恥骨の奥まで見ることが可能となり、細部を拡大することもできるので、より緻密な作業が行えるようになったことでした。また、出血も少なく、手術の翌日には歩くことも可能です。

その一方で、肉眼と違って視野が狭く、二次元で距離感がつかみにくいことや、手を逆の方向に動かさなければいけない腹腔鏡の特性があり、技術を習得するのに長い時間が必要でした。そのため執刀医の技術格差が生じやすかったのです。

腹腔鏡手術の進化系ともいえるロボット手術の場合、腹部に5〜6個の小さな穴を開け、そこから3Dカメラと手術鉗子を挿入してアームで操作します。

執刀医は3Dモニターを見ながら操作するので、三次元映像で距離感がつかみやすく、ズーム機能まで付いています。人間には不可能な角度にアームを曲げることができるので、尿道括約筋や神経をできるだけ傷つけずに手術をすることが可能です。

とりわけロボット手術の優れている点は、ミリ単位の繊細な動きができることでしょう。手を1㎝動かすと、アームが1㎜動くというふうに設定することができ、さらには手ぶれ補正機能まで付いています。

昔は執刀医の技術格差があったものですが、ロボット手術では、その差がかなりなくなっています。手術が苦手という医師でも、トレーニングさえ受ければ、名医と同じク

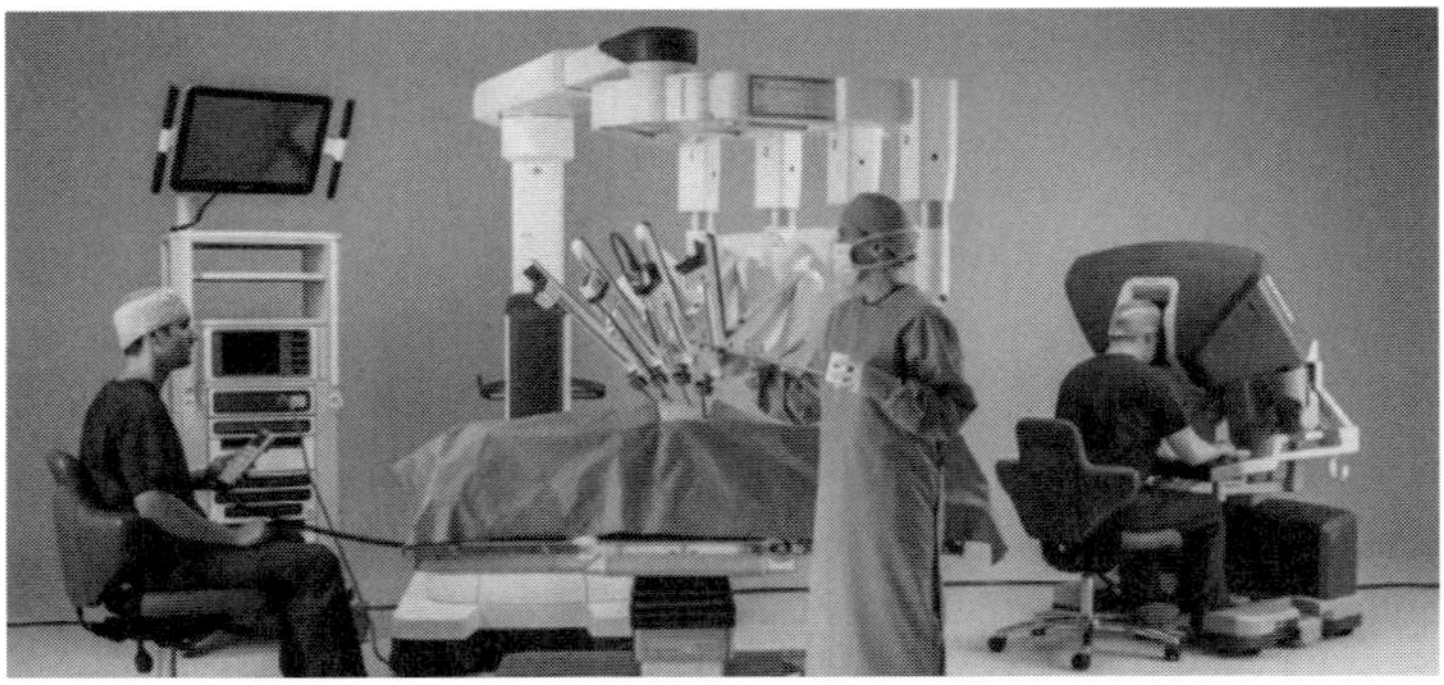

ロボット手術の写真（インテュイティブ・サージカル社ホームページより）

オリティの手術が可能です。特に若い世代の医師は、ロボット手術から入っているものなので、みな相応のレベルに達していると思います。

ただし、本当に名医と呼べる人は、手わざだけが優れているのではなく、「この膜を1枚残すと合併症が起きにくい」といった細かなノウハウを持っていたり、転移を予測して切除したりといった手術の見立てができるものです。そのレベルに達するには、勉強も必要でしょうし、経験から学んでいくことも大切になるでしょう。

以前、カナダで名医と評判の80代の医師が、ロボット手術をしているのを見てビックリしたことがあります。高齢になると、手先がおぼつかなくなるものですが、手ぶれ補正機能がついたロボット手術であれば、高齢でも問題ないというわけです。

緻密な手術が行えるロボット手術により、手術につきものだった合併症のリスクは、かなり改善されたと思います。

ただし、どんなに細心の注意を払ったとしても、排尿障害や勃起不全などの合併症の問題が完全に解消されたわけではありません。とりわけ患者さんが困っているのは、手術につきものの尿漏れの問題でしょう。尿漏れの対策としては、病院で尿道括約筋を鍛える骨盤底筋体操の指導が受けられます。この体操を毎日続けることで、平均して1カ月、長くても1年ほどで尿漏れは改善されるとされています。

ステージ4のベースとなる「ホルモン療法」

治療したにもかかわらずがんが進行したとき、よく「再発」という言葉が使われますが、本来は根治治療のあとに使うのが適切な言葉です。

前立腺がんの手術をすると、PSA値はゼロ近くまで下がります。ところが、しばらくすると再びPSA値が上がってくることがあります。これは、がん細胞を取りこぼしていたか、画像検査で見つからなかったがんが転移していたことを意味します。この場合はまさしく「再発」と言うべきでしょう。

手術と放射線療法が根治を目的とした治療であるのに対し、ホルモン療法は、がん細胞の増殖を抑えることが目的です。

ホルモン療法によってかなりのがん細胞が抑えられますが、必ず生き残りが勢いを吹き返してきます。この場合は再発ではなく「再燃」と言います。

ホルモン療法は、手術や放射線療法と並んで有効な治療法ですが、根治を目指す治療ではなく、常に再燃の恐れと隣り合わせなのです。

男性ホルモンはアンドロゲンとも呼ばれ、テストステロンが主ですが、アンドロステロン、デヒドロエピアンドロステロンなどが含まれます。前立腺がんは、主に精巣から分泌される男性ホルモンに刺激されて増殖します。男性ホルモンの分泌を抑える治療法をアンドロゲン除去療法といい、大きく分けて「外科的去勢術」と「薬物療法（内科的去勢術）」の2つの方法があります。

外科的去勢術は、精巣（睾丸）を摘出することで男性ホルモンを正常値の10分の1以下まで下げる治療法です。確実に血液中のテストステロンが低下し、その状態が維持されます。手術は30分ほどで、体への負担が少ないという利点があります。

睾丸を取ることに抵抗感をもつ方もいるかもしれませんが、陰嚢ごと切除するのではなく、中の精巣だけを摘出するので、それほど見た目の違和感はありません。

薬物療法は、「ＬＨ-ＲＨアゴニスト」という薬剤を投与するのが主流です。

精巣は、脳の下垂体から分泌されるＬＨ（黄体化ホルモン）の指令を受けてテストステロンを生成しています。ＬＨ-ＲＨアゴニストを継続的に服用すると、下垂体が常に刺激された状態になり、ＬＨを放出し続けます。一時的にテストステロンが増加しますが、４～5日するとＬＨが枯渇してテストステロンの生成が止まり、がん細胞の増殖が抑えられるという仕組みです。近年では、一時的にテストステロンを上げることのない「ＬＨ-ＲＨアンタゴニスト」が用いられるケースも増えています。

いずれも効果は外科的去勢術と同等とされ、外来で済むので選択されることが多いですが、そのかわり定期的な通院が必要となります。通常は、副腎で産生される男性ホルモンがわずかに残っているために、アンドロゲンががん細胞にとり込まれるのを防止する抗アンドロゲン薬を一緒に飲むことが多いです。これらを総称してホルモン療法と呼んでいます。

気になるのは、薬物療法の副作用でしょう。手術や放射線療法のように勃起機能や排尿機能に影響が出ることはありませんが、男性ホルモンが阻害されるため、性欲が減退したり、男性活力が失われて鬱《うつ》っぽくなったりすることがあります。

他には、ほてり、発汗、骨粗しょう症といった女性の更年期障害のような症状が現れることもあります、なかでも厄介なのは、筋力が低下することでしょう。運動の強度が下がり、筋肉のエネルギー消費が少なくなるため、太りやすくなります。他の治療法と比べて極端に副作用が大きいわけではありませんが、スポーツや仕事を重視し、ホルモン療法を避けたがる患者さんも少なくありません。

また、副作用以上に負担になるのが、毎月の薬代が高額になることです。ホルモン療法はずっと続けていく必要があるため、それが何年も続くと、経済的にひっ迫することになりかねません。

なぜホルモン療法を続けているのに再燃するかというと、がん細胞は男性ホルモンが絶たれても生き延びるからです。やがて男性ホルモンがなくても増殖する抵抗力を身に付け、

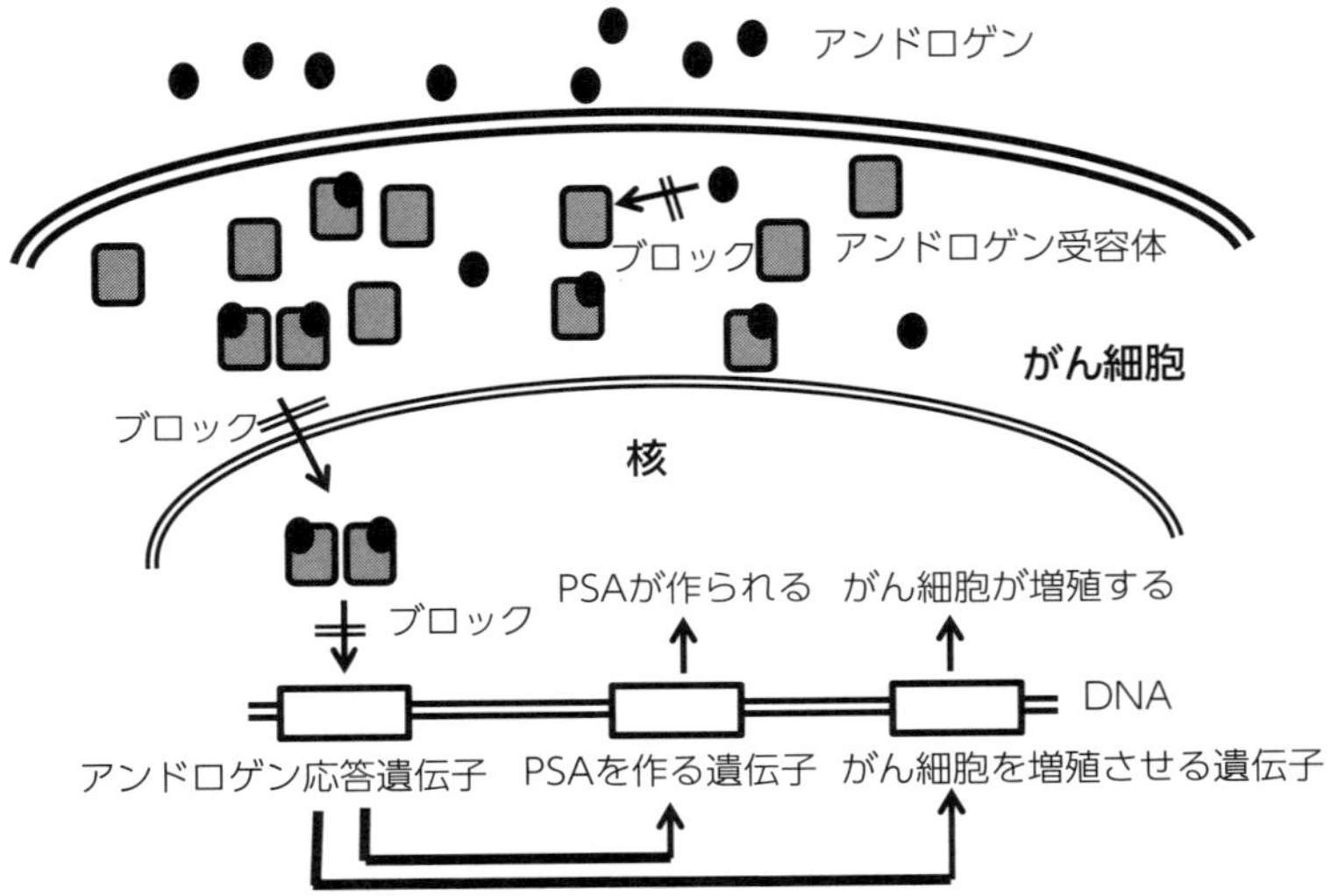

男性ホルモン（アンドロゲン）ががん細胞の中のアンドロゲン受容体にくっつくと、核に移動してアンドロゲン応答遺伝子のスイッチを入れます。すると、PSAを作る遺伝子とがんを増殖させる遺伝子の働きが活発になってPSAが増えてがんが増殖します。アンドロゲンを減らしたり、アンドロゲンが受容体や遺伝子にくっつくのを邪魔すると、PSAも下がりますし、がんの増殖も抑えられます。これが、ホルモン療法の仕組みです。

図　ホルモン治療の原理（著者作成）

いずれはホルモン療法が効かなくなります。

　ホルモン療法が効かなくなる期間は、短い人で2年ほど、長い人で7～10年です。これはがんの悪性度と関係し、グリソンスコアの数値が低いとホルモン療法の効果が長く続き、高いと短くなる傾向があります。ホルモン療法が効きやすい人は、治療を10～20年続けながら再燃しないことも少なくありません。

　ホルモン療法が効かなくなったがんを「去勢抵抗性前立腺がん」と言います。極端な言い方をすると、これまでとは違う種類のがんに変貌したようなものです。

多くの人が「ステージ４＝末期」というイメージをもっているように思いますが、ステージ４とはがんの転移が認められたということで、小さな転移がんの場合もありますから、必ずしも末期とは限りません。最初の検査でステージ４と宣告されてから、10年以上生きる人も珍しくないのです。

末期とは、「有効な治療法がほとんど存在しない」という段階であって、前立腺がんにおいて本当に危険なのは、去勢抵抗性前立腺がんになった段階です。

そうなるのを少しでも先延ばしする治療法として「間欠的ホルモン療法」を行うこともあります。

ホルモン療法によってＰＳＡ値が下がったら、いったん治療を中断し、ＰＳＡ値が再び上昇したら治療を再開するというもので、これを数カ月単位で繰り返していきます。ホルモン療法を休止することで、副作用による身体的負担が軽減され、休止中は薬代もかかりませんから、経済的負担も多少は軽く感じられるでしょう。ただ、この方法は高齢であったり、悪性度が低い患者さんに適用されることが多く、この治療方法が適切であるかは主治医とよく相談してください。

これは積極的な治療とは言えませんが、去勢抵抗性前立腺がんになるのを先延ばしすることで、生存期間の延長が期待できます。高齢の方でしたら天寿をまっとうできるかもしれません。とはいえ、**再燃の不安を抱えながら生きていくのは本当につらいこと**です。そうならないためにも**早期に発見し、早めに治療することが大切**なのです。

去勢抵抗性前立腺がんと「抗がん剤治療」

前立腺がんは非常にゆっくり進行する傾向があり、「予後が悪くないがん」と考えられています。国立がん研究センターの発表では、前立腺がんの5年生存率はステージ1〜3が100％であり、たしかにほとんど亡くなっていません。早期の前立腺がんに関しては、「予後が悪くないがん」というのも間違いではないでしょう。

ただし、ステージ4の5年生存率は62・2％です。大腸がんのステージ4の5年生存率が18・7％ですから、それに比べると高いほうですが、やはり進行がんになると死に至る病であることは事実です。

10年生存率で見た場合、ステージ2が95・4%、ステージ3が87・3%と依然として高い数字を示しています。しかし、ステージ4については、一気に37・4%まで下がります。この急激な低下には、去勢抵抗性前立腺がんが関わっています。

ホルモン療法が効かなくなるのが3年後だとして、それから新規抗アンドロゲン薬（133ページ参照）や抗がん剤治療によって2年延命したとします。そうすると、5年生存率で見ると生きていますが、10年生存率で見ると亡くなっているというわけです。きっと15年生存率で見ると、もっと急激に低下しているはず。前立腺がんは長いスパンで見ていく必要があり、けっして楽観視できるものではありません。

しかし、たとえ去勢抵抗性前立腺がんになったとしても、まったく治療法がないわけではありません。代表的なものでは、抗がん剤治療があります。

かつて前立腺がんに化学療法は効かないものと考えられていましたが、初めて延命効果が立証された「ドセタキセル」という抗がん剤が、2008年に日本で認可され、今では去勢抵抗性前立腺がんにおける主流の治療法になっています。

これまで抗がん剤治療は、ホルモン療法が効かなくなったときの最後のとりでのような

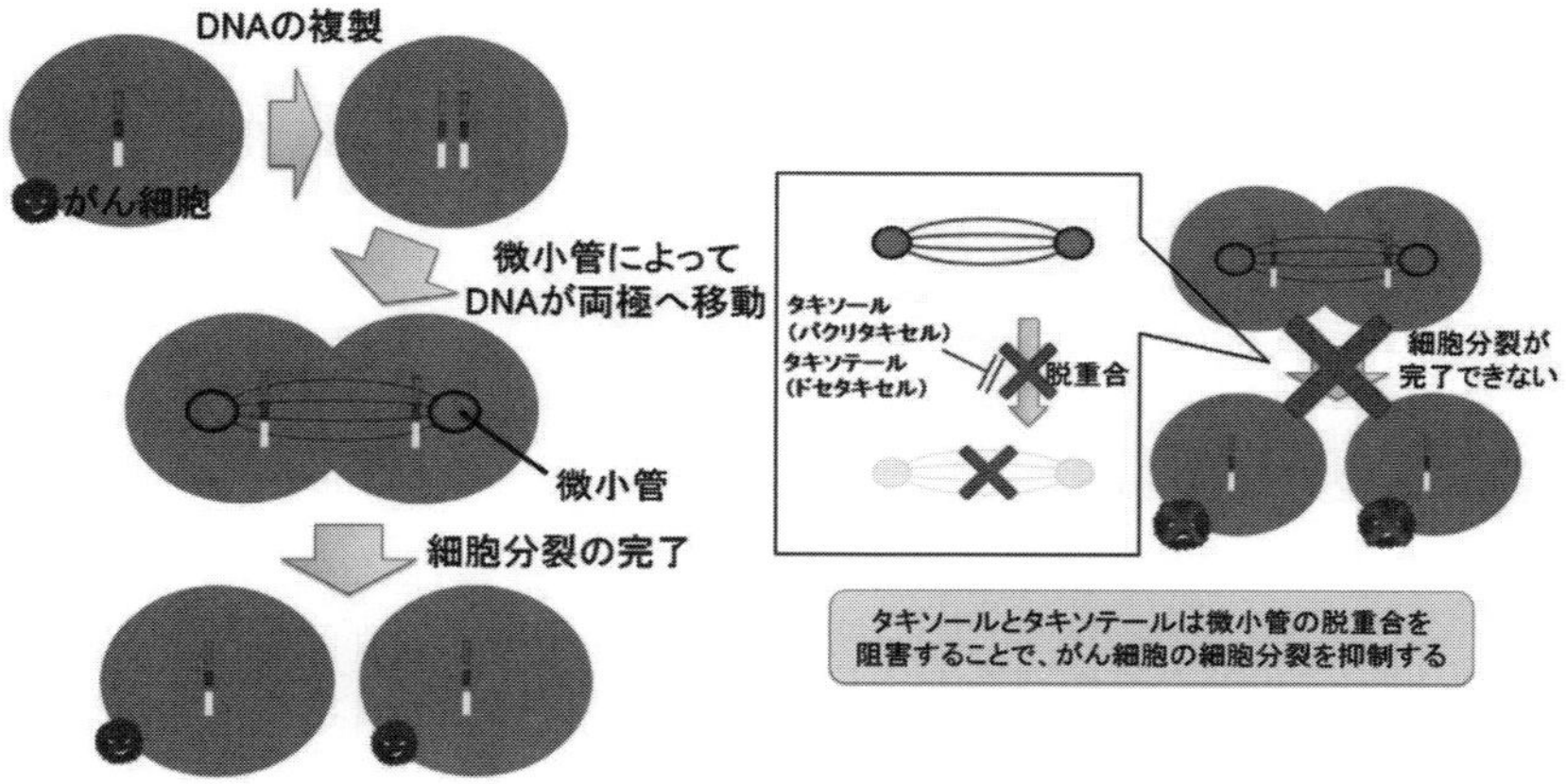

図　抗がん剤治療の原理（新薬情報ウェブサイトより）

イメージでしたが、最近はホルモン療法と併用されるケースが増えています。そうすることでホルモン療法が効く期間が長くなるというデータがあり、去勢抵抗性前立腺がんになるのを先送りすることが期待できるのです。

ただし、ドセタキセルには、がん細胞の分裂を阻害することで死滅させる効果がありますが、誰にでも効くわけではなく、6割の人には効果がないといわれています。

4割の人には効いたとしても、次第にがん細胞が耐性をつけて効かなくなってきます。抗がん剤治療は根治を目的としたものではなく、あくまで延命効果と痛みの緩和を目的に行われる治療法なのです。

治療の流れとしては、外来で3週間~1カ月に1回、点滴で投与（2~3時間）し、体力が回復したら再度投与するということを繰り返していきます。

副作用としては、吐き気、食欲減退、倦怠感、発疹、下痢、口内炎、筋肉や関節の痛み、脱毛、むくみ、しびれ等々、さまざまな症状が現れることがありますが、病状によっては、白血球が減って感染症にかかりやすくなったりしますので、ふだんからマスクを着用するなど、予防に気をつけたほうがいいでしょう。

ドセタキセルの副作用を抑えるために、通常はステロイド剤を併用します。このステロイド剤にもがんを抑制する働きがあると考えられています。

抗がん剤というと副作用が強烈なイメージがありますが、そもそも前立腺がんは体力が低下した高齢者に多く、特に去勢抵抗性前立腺がんの段階になると、著しく体力と臓器が弱っていますから、副作用が強く出やすい傾向があります。それもあって過剰にネガティブなイメージを持たれがちですが、他の治療法に比べ、極端に副作用が強いというわけではありません。

しかし、抗がん剤治療は効かなくなるまで継続されるので、長期間にわたって点滴投与を繰り返すうちに、少しずつＱＯＬ（生活の質）が低下し、心身ともに疲れ果ててしまう患者さんが多いのも事実です。

本当につらいときは、期間を空けたり、いったん投与を休んでみたりするのもいいでしょう。そうすることで副作用が軽減されることも確認されています。

治療に専念することも大切ですが、家族と一緒に過ごす時間を持ったり、やりたいことを思う存分やってみたり、この段階になると、残された人生をいかに有意義に過ごすかが大切になってきます。

ステージ4の新たな選択肢として期待の新薬

これまで、去勢抵抗性前立腺がんになったあとの選択肢は本当に限られていました。しかし、近年はドセタキセルの他にも去勢抵抗性前立腺がんに有効な新薬が相次いで開発され、治療の選択肢が大幅に増えています。

2014年に認可された抗がん剤「カバジタキセル」は、ドセタキセルと同様にがん細胞の分裂を阻害する働きがあり、ドセタキセルが効かなくなったときの次の選択肢として

「第2次抗がん剤」と呼ばれています。

ただし、副作用が強いため、70代までの体力のある患者さんに限定されています。また、点滴による1カ月の薬代が約57万円と非常に高額なのも難点です。

同じく2014年に認可された2種類の抗アンドロゲン薬も、去勢抵抗性前立腺がんに高い有効性が認められています。

まず「アビラテロン酢酸エステル」は、精巣や副腎が作り出す男性ホルモンだけでなく、がん細胞が自ら作り出すホルモンの合成も阻害する画期的な抗アンドロゲン薬です。男性ホルモンを作る経路を遮断しますが、同時に副腎皮質ホルモンを下げてしまうので副腎皮質ホルモンの併用が必要になります。

そして「エンザルタミド」は、がん細胞の成長に必要なアンドロゲン受容体シグナルの伝達を阻害する抗アンドロゲン薬です。疲労や食欲減退など、さまざまな副作用が出ることがありますが、耐えがたいほどではないので継続できるでしょう。

いずれも飲み薬なので続けやすいと思います。ただし、アビラテロンの1カ月の薬代が約45万円、エンザルタミドが月約29万円と高額です。3割負担でもかなりの金額になりますが、高額療養費制度を利用すれば、多くは戻ってきます。病院事務や薬局で相談してみてください。

これらは「新規抗アンドロゲン薬」と呼ばれ、去勢抵抗性前立腺がんになった段階で、効かなくなったホルモン薬と交代するかたちで投与されることが一般的です。

別ルートで男性ホルモンを阻害するこれらの治療は「2次ホルモン療法」と呼ばれ、近年はいずれかのホルモン薬を試した後、抗がん剤治療に移行するのが、去勢抵抗性前立腺がんにおける一般的な治療の流れになっています。


去勢抵抗性前立腺がんの部位別の転移を調べると、骨への転移が85％以上を占めています。骨転移の一番の問題は、激しい痛みが出ること。痛みで歩けなくなったり、寝たきりになったりすると、治療を続ける気力すら失いかねません。

これまで骨転移に対しては、がん細胞による骨の破壊を阻止する「ゾレドロン酸」という点滴が用いられてきましたが、2012年に同様の効果を持つ「デノスマブ」という新薬が認可されました。ゾレドロン酸よりも痛みを緩和する効果が高いとされ、皮下注射なので点滴よりも簡易になっています。

また、2016年には骨転移のある去勢抵抗性前立腺がんに有効な放射性医薬品として、

「塩化ラジウム-223」が認可されました。

ラジウム-223には、カルシウムと同じように骨に集まりやすい性質があり、注射で投与すると、代謝が活発な骨転移巣に集中的に運ばれます。目的地にたどりついたところでアルファ線を放出し、がん細胞を死滅させるという画期的な治療薬です。

骨だけに作用するので、正常な組織へのダメージを最小限に抑えることができ、白血球や血小板が減少する副作用も少ないという利点があります。骨転移の激しい痛みが緩和されることもあり、生存期間が延長される効果が確認されています。


ホルモン療法でも抗がん剤治療でもない、新たな発想の治療法も注目されています。

2024年1月に去勢抵抗性前立腺がんの新たな治療薬として承認された「PARP阻害薬タラゾパリブ」は、2次ホルモン療法のエンザルタミドと併用することで高い効果が期待されています。

「PARP」とは、損傷したDNAを修復する酵素であり、遺伝子が変異したがん細胞の生存を助ける役割を担っています。これを阻害することで、がん細胞を死滅させるのがPARP阻害薬であり、特定の遺伝子変異を起こしたがん細胞がターゲットになることから、

種類	薬剤	働き
去勢	外科的去勢	精巣からのアンドロゲンの放出を止める
	LH-RHアゴニスト・アンタゴニスト	
抗アンドロゲン薬	ビカルタミド フルタミド	アンドロゲンが前立腺がん細胞のアンドロゲン受容体に結合するのを妨げる
新規抗アンドロゲン薬	エンザルタミド アパルタミド ダロルタミド	アンドロゲンが前立腺がん細胞のアンドロゲン受容体に結合するのを妨げる。またアンドロゲン受容体が細胞核移動することと核内の遺伝子に結合することも阻害する。
新規ホルモン薬	アビラテロン	副腎や、がんが自ら作り出すアンドロゲンの生成を阻害する
抗がん剤	ドセタキセル カバジタキセル	がん細胞が増えるときのDNA複製を阻害する
その他	ラジウム-223	骨に転移した前立腺がんがカルシウムを取り込むときに代わりに取り込まれて中から放射線を発してがん細胞を攻撃する
	ゾレドロン酸 デノスマブ	がん細胞が骨を破壊するのを阻害する
	オラパリブ タラゾパリブ	BRCA1/2という遺伝子が変異しているがん細胞が生存するために重要な役割を担うPARPという酵素を阻害する

表　新規抗アンドロゲン薬、その他の薬の一覧（著者作成）

「分子標的薬」と呼ばれています。特定の遺伝子変異に合致しないと十分な効果が出ないため。事前に遺伝子パネル検査でがん細胞の遺伝子変異を調べた上で適用されます。

ちなみにかつてハリウッド女優のアンジェリーナ・ジョリーが、乳がんの予防のために乳房を切除したことで話題になりましたが、あれも遺伝子検査で特定の遺伝子変異が認められたことによる判断でした。

日本では未承認ですが、手術、放射線療法、化学療法に次ぐ第４の治療法として、免疫療法の「プロベンジ」も期待されています。人間がもともと持っている免疫力をワクチンによって高めようとする斬新な治療法であり、正常な細胞を攻撃しないため、副作用が少ないことが大きなメリットです。世界に先駆けてアメリカで発売され、今後、日本でも認可が待たれます。

他にも樹状細胞ワクチン療法やＮＫ（ナチュラルキラー）細胞療法、漢方療法や健康食品など、さまざまな民間療法が出回っていますが、明らかな効果を示すデータがなく、なかには疑わしいものもあると思います。たとえ藁《わら》をもすがる思いになったとしても、本当に効果が期待できるものかを慎重に見極めたほうがいいでしょう。

第５章

前立腺がんはステージ４でも怖くない!?

PSMA治療はステージ4の画期的な治療法

ひと言でステージ4といっても小さな転移が認められる程度のものから去勢抵抗性前立腺がんまで、病状にかなりの幅があることはおわかりいただけたかと思います。

いわゆる「末期」とされるのは、去勢抵抗性前立腺がんの転移が全身に広がり、新規抗アンドロゲン薬や抗がん剤治療が効かなくなった段階のことであり、そうなると生存期間の延長と痛みの緩和が治療の目的になってきます。根治治療ではなく延命治療ですから、闘病を続けるうちに患者さんも鬱々《うつうつ》とした気持ちになってくるものです。

医師の立場からしても、他に手の施しようのない心苦しい状況です。私も以前は、去勢抵抗性前立腺がんに有効な治療法はないものと思っていました。

ところが、ここへきて新たな選択肢が登場しようとしています。

それこそが、第3章の「PSMA PET検査」の項で触れた「PSMA治療」です。

私もこの治療法を知ったとき、最初は半信半疑だったのを覚えています。

私が初めてＰＳＭＡ治療を知ったのは、２０１８年のことでした。

馬車道さくらクリニックは、私が東京慈恵会医科大学にいた頃の同僚だった三木健太医師のご尊父の医院を継承したものです。その関係で今も三木医師には私のクリニックで非常勤として勤務してもらっています。彼は慈恵医大で准教授を務める前立腺がんのスペシャリストなのですが、あるとき彼のもとに高校時代の先輩から連絡があったのです。

その人はステージ４の前立腺がんだったのですが、余命半年と宣告されるほどの末期でした。「なんとしても生きたい」と思った彼は、自分で前立腺がんの先進医療を調べ、当時はまだ研究段階にあったＰＳＭＡ治療にたどりついたのです。

日本人医師の誰一人としてＰＳＭＡ治療を知らないような時代でしたが、シンガポールで会社を経営していた彼は英語が堪能だったので、自分で交渉してオーストラリアでＰＳＭＡ治療を受けたのです。おそらく日本人でＰＳＭＡ治療を受けたのは、彼が初でしょう。

それが劇的に効いたらしく、ほとんど副作用もなかったと言うのです。

彼は三木医師とは面識がなかったのですが、「自分と同じように前立腺がんに苦しんでいる人にＰＳＭＡ治療を知ってほしい」と思い立ち、高校の同窓会名簿を調べて泌尿器科医の三木医師に連絡を取ったのでした。こうして三木医師と私は、初めてＰＳＭＡ治療というものを知り、海外の研究を調べてみることにしたのです。

２０１７年にドイツで行われた臨床試験では、去勢抵抗性前立腺がんの患者１４５人がＰＳＭＡ治療を受けたところ、半数近い45％の患者においてＰＳＡ値が50％以上も低下したことが報告されています。

この結果を知って、私は「これは本物だ！」と確信したのです。

さっそくＰＳＭＡ治療を行っているオーストラリアの医療施設に三木医師が視察に向かい、現地の医師から直接話を聞き、施設を見学させてもらいました。

この出会いが、日本の前立腺がん患者にオーストラリアの医療機関を紹介するセラノスティクス横浜の活動につながっています。

その後、私たちにＰＳＭＡ治療を教えてくれた男性は、オーストラリアで治療を３回受け、２０２０年にはドイツでＰＳＭＡ治療を２回受けています。

ＰＳＭＡ治療は彼の寿命を延ばしただけでなく、その間、副作用に苦しむこともなく、以前どおり仕事を続けていたことに、ＰＳＭＡ治療の希望があるように思うのです。

第３章でＰＳＭＡ ＰＥＴ検査について解説しましたが、仕組みとしてはＰＳＭＡ治療もまったく同じです。

前立腺がん細胞の表面にトゲが突き出たような形状でＰＳＭＡが発現していることから、トゲにくっつくリガンドという物質が開発されました。それに放射性物質を加え、画像検査でＰＳＭＡの分布をわかるようにしたのがＰＳＭＡ ＰＥＴ検査です。

この場合、放射性物質はがん細胞を光って見えるようにする蛍光ペンのようなもので、がん細胞に影響することはありません。この仕組みをそのまま応用し、がん細胞を攻撃するための放射性物質に変えたのが、ＰＳＭＡ治療です。

ＰＳＭＡだけを標的にすることで、がん細胞を狙い撃ちできることが最大の利点であり、そのため正常な組織を傷つけることが少なく、副作用もあまり出ないのです。

こうした診断と治療を同じプラットホームで行う医療を「セラノスティクス」といいます。セラピー（治療）とダイアグノスティクス（診断）からなる造語であり、同じ標的をターゲットとして検査も治療も可能であることを意味します。

いわば「ＰＳＭＡ ＰＥＴ検査」と「ＰＳＭＡ治療」は一つのセットであり、今後日本で認可される場合、同時に認可されるものと考えられています。

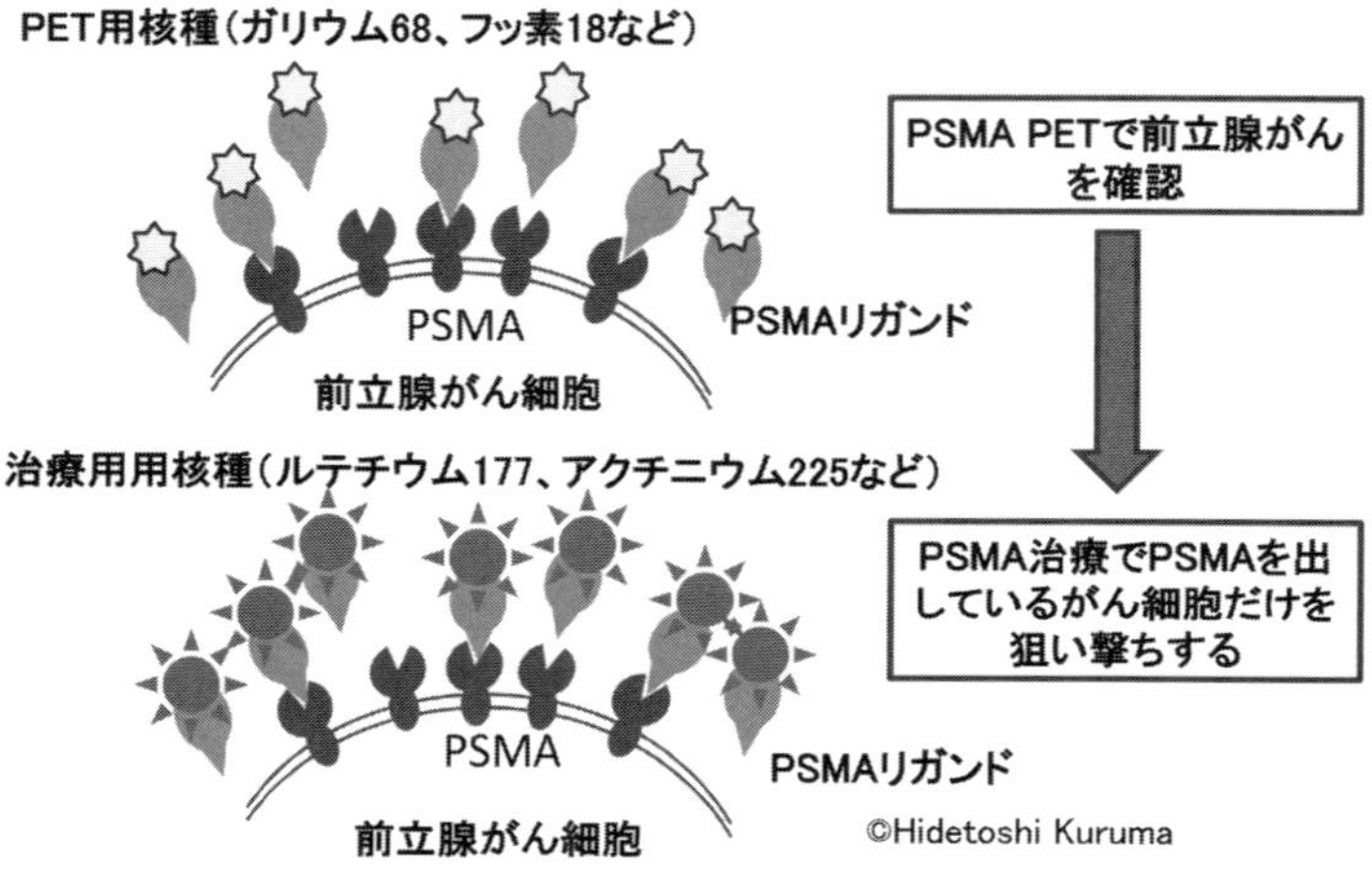

図　PSMA PET と PSMA 治療の関係性（著者作成）

私が本書を執筆しようと思ったのも、前立腺がんに苦しむ多くの患者さんにＰＳＭＡ医療を知ってほしいと考えてのことでした。今後、この新たな選択肢が、前立腺がんの治療に革新的な変化をもたらすものと私は信じています。

転移した前立腺がんを狙い撃つPSMA治療

PSMA PET検査は、薬剤を注射するだけのとても簡単なものでしたが、それはPSMA治療においても同じです。抗がん剤のように2〜3時間かけて点滴を打つ必要もなく、わずかな時間で終わるので、あっけないくらいに感じることでしょう。

投与された薬剤は血液に乗って全身に行き渡り、PSMAを出している前立腺がん細胞だけを狙い撃ちにします。がん細胞にリガンドが付着し、相棒の放射性物質が放射線を放出することによりがん細胞を死滅させるというメカニズムです。

通常は、注射による投与を6〜8週ごと繰り返していきます。1回投与するだけで劇的にPSA値が下がる人もいればゆるやかに下がる人もいますが、3〜4回繰り返すと約6割の患者さんはPSA値が50%以上、下がります。

これがPSMA治療の1セットであり、およそ2カ月に1回投与を行うため、3回の場合、治療期間は半年ほどになります。

いったんPSA値が大幅に下がると、通常はしばらく横ばいが続きます。しかし、生き

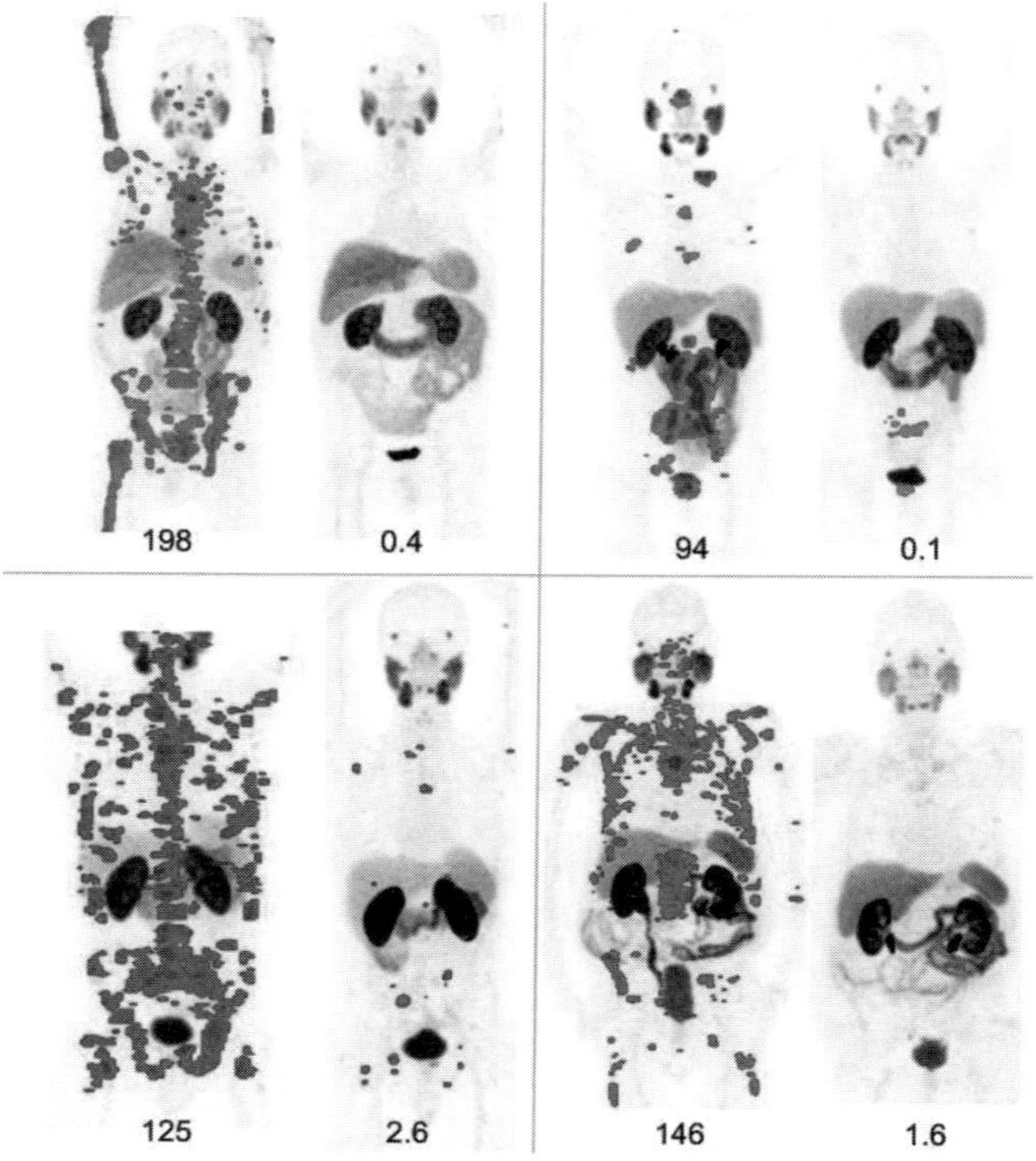

図　PSMA 治療の有効性を示した２つの大規模試験の結果
その１（Hofman M ら、SNMMI image of the year, JNM 2018, 2018 SNMMI Annual Meeting より）

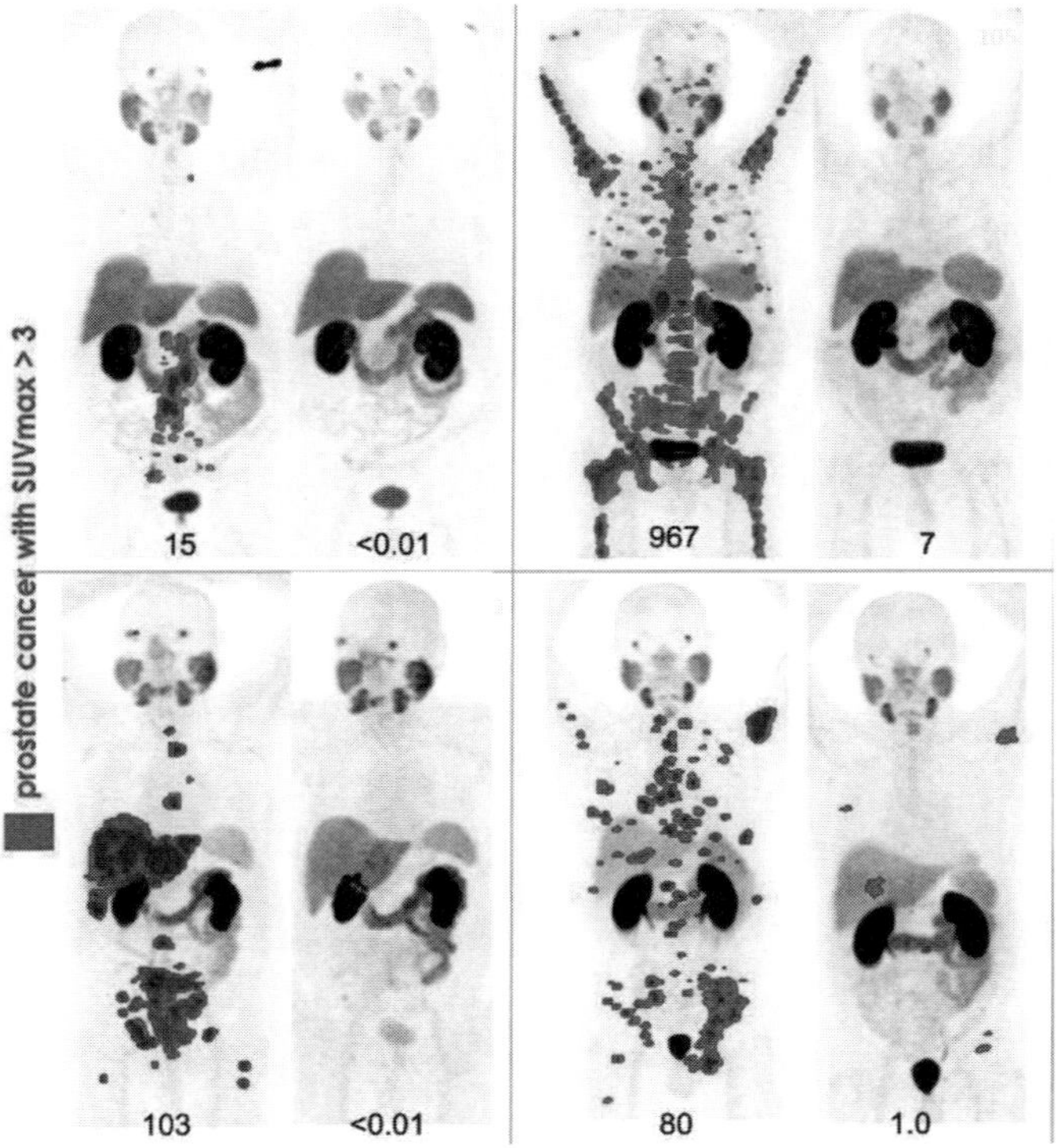

抗がん剤が効かなくなったステージ４の転移性去勢抵抗性前立腺がん患者に PSMA 治療を行ったところ、66％の患者の PSA が 50％以上下がりました。特に効果が高かった８人の治療前後の PSMA PET と PSA の値です。がん病巣が劇的に減少していて PSA も大幅に下がっています。

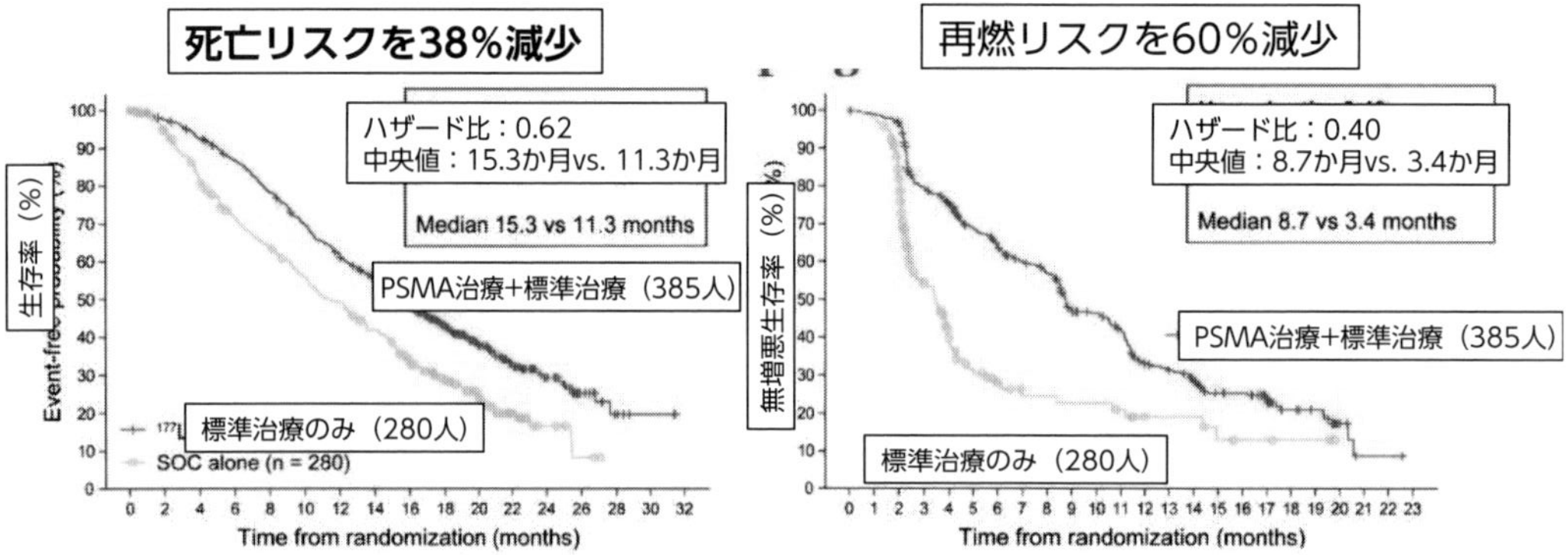

抗がん剤が効かなくなったステージ4の転移性去勢抵抗性前立腺がん患者約1000人を、標準治療だけの群と標準治療にPSMA治療を加えた群で比較したところ、PSMA治療を加えると60%の患者さんでがんの進行を遅らせることができ、38%の患者さんは死亡リスクを減らすことができました（ハザード比0.40と0.62）。

この試験はVisons試験と呼ばれていて、この成果をもとに2023年に欧米でPSMA治療が正式に認可されました。

図　PSMA治療の有効性を示した2つの大規模試験の結果
その2（Sartor Oら, N Engl J Med 2021; 385:1091–1103より）

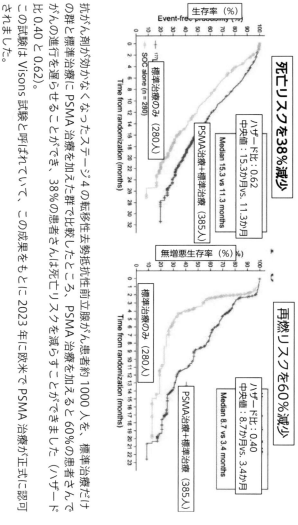

残った前立腺がん細胞が再び活動を始めるため、1年前後で再びPSA値がじわじわと上がってきます。最初のPSMA治療から1〜2年ほどして2度目の治療を受けられる患者さんが多く、再びPSA値が下がったら、また1〜2年経過を観察するというのが一般的な治療の流れです。

すでにPSMA治療が認可されているアメリカとEUでは、ベータ線を発する「ルテチウム-177」という放射性物質が使われています。PSMA PET検査で使われる放射性物質が3〜4時間で体内から消えるのに対し、ルテチウムは1週間ほど放射線を出し続けます。ただし、時間が経つにつれ減衰してくるので、48時間が安全の目安となります。

オーストラリアの医療機関でPSMA治療を受ける場合、入院する必要はありませんが、治療後48時間は公共交通機関の利用は控えるよう指導されています。その間、放射線が尿と一緒に排出されるため、トイレの水を2回以上流すことになっています。

ベータ線は透過力があり、2日ほどは患者さんの体からわずかに放出されています。とはいえ飛距離はわずか3㎜ほどなので、長時間でなければ普通に人と接しても問題ないでしょう。血管の中から放射線が飛んでいたとしたら、３㎜では体の表面にすら届かないはずです。しかし、さすがに人と長時間密着することは禁止されています。もし奥様が治療に同行し、一緒にホテルに滞在される場合は、ベッドは別々にしたほうがいいでしょう。

これは万が一に備えた安全対策であって、実際のところ放射性物質の影響はそれほど大きなものではありません。

安全基準も国によってさまざまで、オーストラリアの場合は48時間後には帰国が許されますが、ドイツで治療を受ける場合は、３日ほど入院が必要になります。ドイツの病院では安全対策が徹底され、治療後48時間は患者の排せつ物やリネン類をすべて回収し、放射線が無力化するまで保管してから廃棄しています。

おそらく日本でＰＳＭＡ治療が認可された場合、他の国よりも厳格な安全基準になるものと考えられます。そうなると数日の入院が求められるでしょうし、排せつ物やリネン類を安全に処理するための保管スペースと人員を確保しなければいけないなど、病院側の負担も大きくなるでしょう。

日本でＰＳＭＡ治療が普及するにおいて、厳しい安全基準がボトルネックになることが想定されます。たとえＰＳＭＡ治療が日本で認可されても、治療できる施設が限られてくる可能性があるのです。

ＰＳＭＡ治療は、ターゲットの前立腺がんだけを攻撃するので、正常な組織へのダメージが最小限に抑えられ、あまり副作用が出ないことが大きなメリットです。

同じ全身治療でも、ホルモン療法のように筋力や男性活力が失われることもなければ、抗がん剤治療のように吐き気や倦怠感が出ることもありません。

ただし、正常な組織へのダメージが少ないといっても、放射線物質が血流に乗って全身を巡るうちに、骨髄にも少なからず影響を与えてしまいます。このため、骨髄抑制による貧血などが報告されていますが、抗がん剤治療のように強く出ることはありません。放射性物質は尿で排せつされますから、腎臓が悪い人や尿の流れがどこかで詰まっている人も注意が必要です。とはいえ、いずれも軽いものですからそれほど気にすることはないでしょう。

前立腺がんは、正常な前立腺細胞の何百倍もＰＳＭＡを出しているのが特徴ですが、もともと涙腺や唾液腺、小腸の細胞もわずかにＰＳＭＡを出しています。そのためＰＳＭＡ治療を行うと、それらの部位の細胞が影響を受け、ドライアイやドライマウス、軽い下痢などの副作用が現れることが報告されています。ただし、いずれも軽いものなので、しっかりケアすれば問題ありません。

副作用に悩まされずに全身治療ができるPSMA治療は、去勢抵抗性前立腺がんの患者さんにとって福音となることでしょう。

進化するPSMA治療

全身治療でありながら副作用が少ないとなれば、すぐにでもPSMA治療を受けたいと思うかもしれませんが、PSMA治療が認可された欧米では、「去勢抵抗性前立腺がんで第一次抗がん剤治療の後」という条件が定められています。

つまり有効な治療法がなくなった末期の段階で、ようやくPSMA治療が許されるわけです。もちろん薬剤として認可されていますから、自費診療であれば、もっと早い段階でPSMA治療を受けることも可能でしょう。

理論的には、ステージ4のどの段階でもPSMA治療は効果を発揮するはず。それがなぜ去勢抵抗性前立腺がんに限定されるかというと、認可の基準となる大規模治験が、末期の患者から順に行われているためです。

ＰＳＭＡ治療のタイミングについては、まだまだ研究の途上にあります。現在は、第一次抗がん剤治療を受ける前の患者を対象に大規模治験が進められており、その結果によっては、少しずつＰＳＭＡ治療の使用が前倒しされていくでしょう。

もっと早い段階でＰＳＭＡ治療を使う治験も始まっています。早期のほうがより効果があることがわかってきているので、今後はステージ４の初期治療で使われる可能性もあります。さらには手術をする前の悪性度が高い前立腺がんを対象とした研究も進められています。

私の個人的な見解としては、「ホルモン療法の後、抗がん剤治療の前」にＰＳＭＡ治療を行うのがベストではないかと考えています。

なぜならホルモン療法にさらされた前立腺がんは、より多くのＰＳＭＡを発現させることがわかっているからです。ホルモン療法で前立腺がんのボリュームを減らしてから、ＰＳＭＡ治療で残りの前立腺がんを確実に叩くのがもっとも効果的なのではないでしょうか。

また、抗がん剤治療を受ける前と後で比較した臨床試験でも、前に使ったほうが効果的なことがわかっています。まず副作用の少ないＰＳＭＡ治療を受け、それが効かなくなってきたところで抗がん剤治療に進むというのが順当な流れではないかと思います。

ただし、あまり期待しすぎてもいけません。そもそもＰＳＭＡ治療で前立腺がんを根絶することは不可能です。

なぜなら前立腺がんの90〜95％はＰＳＭＡを発現させますが、残りの５〜10％はほとんどＰＳＭＡを出していないからです。ＰＳＭＡを出しているのは悪性度の強いがん細胞ですから、これをＰＳＭＡ治療で叩いていけば、かなりの前立腺がんは死滅します。しかし、５〜10％は見逃されてしまうのです。

また、前立腺がんが非常にバラエティーに富んでいることも要因になっています。どれだけＰＳＭＡ治療で悪性度の高いがん細胞をやっつけても、耐性をつけた前立腺がんが生き残り、１〜２年後には再び増殖してきます。

私たちにＰＳＭＡ治療を教えてくれた会社経営者の男性も、オーストラリアでＰＳＭＡ治療を受けてＰＳＡ値が激減したものの、次第に効かなくなり、２年ほど経ってからドイツで治療を受けています。それは、別のタイプの放射性物質「アクチニウム-２２５」を使ったPSMA治療を受けるためでした。

欧米で認可されているルテチウムがベータ線を放出するのに対し、アクチニウムはアルファ線を放出します。アルファ線はベータ線のような透過力はありませんが、短距離で高エネルギーを放出します。また、ルテチウムの半減期が48時間なのに対し、アクチニウムは10日ほど効果が持続します。こうした違いもあってドライアイやドライマウスなどの副作用が若干強く出る傾向があるようです。

現在、アクチニウムを使ったPSMA治療は認可されていません。これは、ルテチウムのほうが優れているというより、規制と確保の問題が関わっています。

医療用ルテチウムは通常の原子炉などを用いて比較的容易に製造できますが、医療用アクチニウムの製造は高速炉を必要とし、ロシアと中国の特定の施設や日本の高速炉「常陽」でしか作れないとされています。日本でも作っていると思われるかもしれませんが、実際に「常陽」で医療用アクチニウムを製造するプロジェクトは始まったばかり。実用化はまだ数年先です。

そのため、以前はロシアで生成された核種を、ウクライナ経由でベルギーが輸入して世界に供給していました。ところが、ロシアのウクライナ侵攻により輸入経路が絶たれてしまっています。

世界的に品薄が続き、年間３０００人分の供給量しかないのが現状です。

また、各国でアクチニウムを用いた医療には法的な規制がかかっていて、現時点でアクチニウムを使ったＰＳＭＡ治療を受けられるのは、ドイツ、オーストラリア、南アフリカの３カ国の自費診療に限られています。

現在、実用化されているのはルテチウムとアクチニウムの2種類ですが、他にも研究段階の放射性物質が2～3種類あります。研究が進めば、より前立腺がんに効果が高く、副作用も少ない放射性物質が登場する可能性もあります。

また、リガンドの研究も進められています。現在のリガンドの精度は90～95%ですが、今後はわずかなＰＳＭＡにも結合する、より精度の高いリガンドが開発されることも期待されます。そうなれば、見逃される前立腺がんはもっと減るはずです。


本格的な研究が始まってから数年しか経っていませんから、ＰＳＭＡ治療は幼子がようやく歩き始めたようなもの。治療のタイミングにしても、リガンドや放射性物質にしても、今後、ＰＳＭＡ治療はさらなる進化を遂げていくことでしょう。

PSMA治療を受けるには

日本でもPSMA治療の認可が待たれますが、何年先になるかはわかっていません。今まさに前立腺がんに苦しんでいる人にとっては、それまで悠長に待っているわけにもいかないというのが正直なところでしょう。しかし、自費診療であれば、すぐにでも海外でPSMA治療を受けることは可能です。

たとえばアメリカの医療機関では、インターネットでPSMA治療の申し込みを受け付けています。ただし、海外で治療を受ける際に気をつけなくてはいけないのは、現地の医師と日本の主治医の連携が取れていないことです。

現地の医師には患者さんの経過がわかりませんし、日本の主治医はPSMA治療というものをよく知らないかもしれません。医師というのは、自分の知識と経験にプライドを持っていますから、他所の国でよくわからない治療を受けることを快く思わないこともあるでしょう。そこで主治医と断絶してしまうと、かえってマイナスになりかねないのです。

患者さんからしても言葉が通じない異国で治療を受けるのは、ハードルが高いと思います。私たちにＰＳＭＡ治療を教えてくれたシンガポール在住の会社経営者のように英語が堪能であればいいですが、多くの人は言葉の壁に阻まれるものです。

オーストラリアでＰＳＭＡ治療を受けたその男性がきっかけで、私はより多くの人にＰＳＭＡ治療を受けてほしいと思うようになり、２０１８年に一般社団法人「セラノスティクス横浜」を設立しました。

海外の医療機関と提携し、２０２３年末の時点でのべ約１００人の患者さんがセラノスティクス横浜を通してＰＳＭＡ治療を受けています。ただ紹介するだけでなく、現地医師と主治医の情報共有を取り持ち、現地通訳を手配するなど、患者さんが安心して治療を受けられるようにサポートしています。

主治医もさじを投げてしまったような末期の患者さんが多いのですが、私がデータをもとにＰＳＭＡ治療について説明すると、みなさん明るい表情になります。

ただし、夢のような治療法だと思うかもしれませんが、ＰＳＭＡ治療は根治を目指すものではなく、前立腺がんと長く共存するための治療であることを改めてご理解いただきたいと思っています。

また、ＰＳＭＡ治療は、非常によく効く人がいる一方で、ほとんど効かない人もいます。

しかも、次第に効かなくなってくるのも事実です。ＰＳＭＡ治療を受けるのは末期の方ばかりですから、いったんよくなっても最終的にお亡くなりになることが実際は多いのです。オーストラリアでＰＳＭＡ治療を受けた歌手で俳優の西郷輝彦さんも、一時は劇的に効果があったことを報告されていましたが、お亡くなりになっています。

たとえ延命効果があっただけでも、暗い気持ちで闘病生活を送って最期を迎えるのではなく、海外でＰＳＭＡ治療を受けることで前向きな気持ちになれることに私は価値があると思っています。なぜならＰＳＭＡ治療は副作用があまり出ないため、残された人生を有意義に過ごすことができるからです。

現在、セラノスティクス横浜では、オーストラリアとシンガポールの医療機関と提携しています。シンガポールは最近始まったばかりなので、設立当初から提携しているオーストラリアの医療法人を例に治療の流れをご説明いたします。

セラノスティクス横浜のホームページからご相談いただくと、私たちから患者さんの主治医に情報提供をお願いし、それを英訳してオーストラリアの医師と情報共有し、ＰＳＭＡ治療に適しているかを協議します。

その後、患者さん、オーストラリアの医師、通訳、私たちの４者でオンライン面談を行うなどして、治療のスケジュールを立てていきます。

１回の治療費は２０２４年6月現在で約１８０万円になります。これを最低３回行うため、トータルで約６００万円ほど必要になります。治療費の他に登録料や手数料が別途かかりますが、これにはセラノスティクス横浜のサポートが含まれています。

高額医療のように感じるかもしれませんが、アメリカでＰＳＭＡ治療を受けると、１回４００万円以上もします。それに比べ、オーストラリアは政府が補助金を出しているため、良心的な料金設定になっています。また、ドイツの場合は入院費がかかりますが、オーストラリアは入院の必要がないので費用が抑えられるのです。

患者さんがオーストラリアに着くと、提携する日本人通訳が空港まで迎えに来てくれ、滞在中は病院の付き添いもしてくれるので言葉の不安はありません。

ＰＳＭＡ治療は効く人と効かない人がいます。それを見極めるために治療前にＰＳＭＡＰＥＴ検査で有効性を判定し、あわせて転移がんの分布を確認していきます。

初日は検査を行い、その2日後にＰＳＭＡ治療を受け、放射線の半減期の48時間を過ぎてから帰国するというのが通常のスケジュールです。１回の渡航で３～４日ほどの滞在に

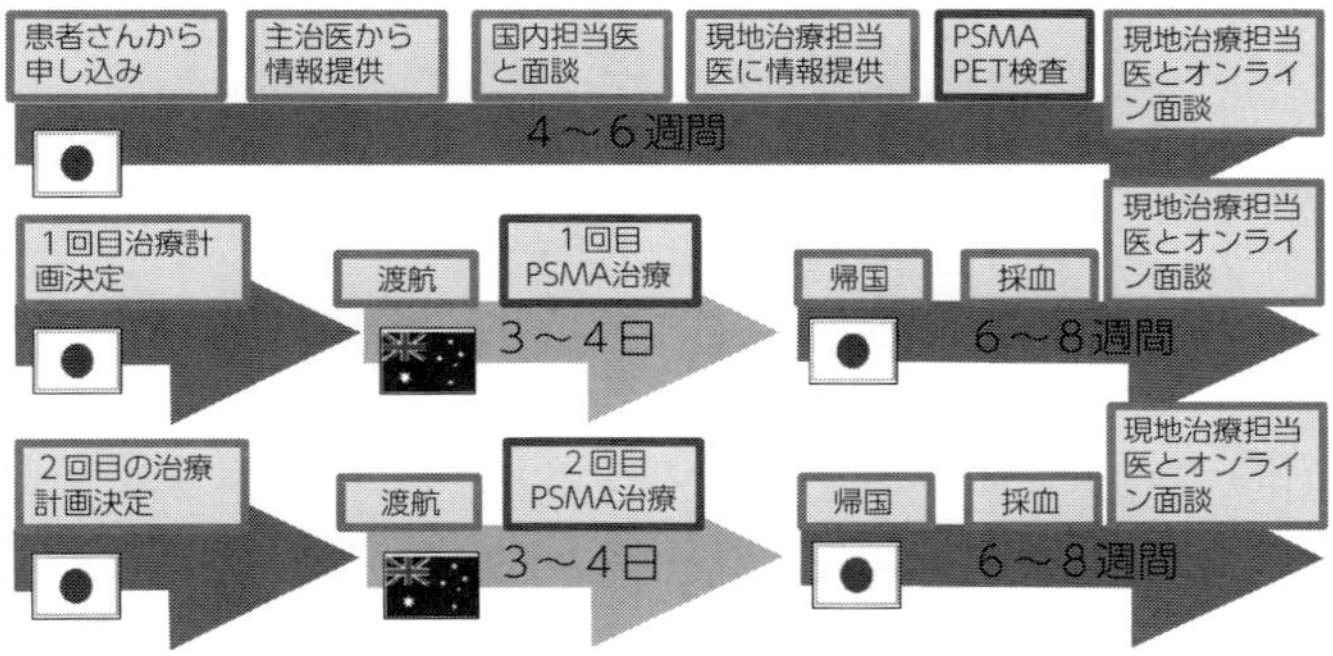

6〜8週間おきの治療を3〜4回繰り返します。2回目の治療の後と、最終治療の後にPSMA PET検査を行います。
PSMA PET検査は国内で自費で行うことができます。

（一般社団法人セラノスティクス横浜で実施する場合）

図　海外で治療を受ける手続きの流れ（著者作成）

なるので、元気があればついでに観光するのもいいでしょう。

また、2024年3月から日本国内でもPSMA PET検査が受けられる施設がいくつか出てきています。最近では先に国内でPSMA PET検査を行ってから治療計画を立てることも増えてきました。そうすると、現地滞在は3〜4日で済みます。

PSMA治療を3回（2カ月に1回）受ける場合、半年にわたって行き来することになるので、余裕をもって渡航費と滞在費を準備しておく必要があります。

PSMA治療のデータは主治医と情報共有し、帰国後もスムーズに治療を継続できるように配慮しています。これを怠ると、患者さんの治療が滞りかねないので、セラノスティクス横浜では、主治医との連携をもっとも重視しています。

最初から最後まで私たちがきめ細かくサポートするので、安心してPSMA治療を受けていただけると思います。実際にオーストラリアでPSMA治療を受けた患者さんの体験談を掲載しますので、ぜひ参考にしてください。

PSMA治療体験談①

あらゆる治療をやり尽くした中で出合ったPSMA治療

ーIT企業会長　Tさん（当時75歳）

2013年に手術で前立腺を摘出。ところが、半年後にはPSA値が上昇し、転移があることが発覚しました。ホルモン療法を受けるようになって、いったんPSA値は下がったものの、2017年には去勢抵抗性前立腺がんになったのです。

がんは10カ所もの骨に転移していました。抗がん剤治療にチャレンジしましたが、あまりに副作用がつらくて途中でやめてしまって……。それから自費診療でさまざまな先進医療を試しましたが、効果は実感できませんでした。

あと何年生きられるんやろう……。悲観的な気持ちになっていたとき、ＰＳＭＡ治療の情報が目に留まり、さっそくセラノスティクス横浜に連絡を取ったのです。

車先生によると、ＰＳＭＡ治療はけっして夢のような治療法ではないとのこと。根治ではなく、がんとの共存を目指す治療法だという説明を受け、その場でＰＳＭＡ治療にチャレンジすることを決めました。

当初は１００を超えていたＰＳＡ値が、オーストラリアでＰＳＭＡ治療を受けるたびに下がっていき、５回受けた時点で、なんと28まで低下。しかも、ＰＳＭＡ ＰＥＴ検査の画像診断を見ても、明らかに骨転移が減っていたのです。

「天にも昇る心地」とは、まさにこのときの気持ち。

治療のたびに効果を実感し、早くオーストラリアに行きたくて仕方がなくなっていました。それは、恋人と会う日を待ち遠しくなるような気持ちです。

なんといってもＰＳＭＡ治療のいいところは、強い副作用がないことでしょう。だから、海外旅行に行くような気分でオーストラリアに渡航できたのです。

妻と娘と孫を連れてオーストラリアに行ったことも何度かありました。家族みんなで海外旅行を楽しんだことが、忘れられない思い出になっています。

国内で「有効な治療法がない」と言われ絶望していた自分が、オーストラリアで希望をもって治療に挑めるようなったのです。

PSMA治療体験談②

骨転移があるステージ4が、抗がん剤なしで寛解

アパレル輸入会社会長　Kさん（当時72歳）

２０１４年に前立腺がんと診断されたときには、ＰＳＡ値が５００超え。全身の骨に転移したステージ４ということでした。

さっそくホルモン療法と骨転移への放射線療法を始めましたが、２０２０年には骨転移がさらに悪化していて……。

主治医から抗がん剤治療を勧められましたが、副作用が強いのではないかという不安があり、ふんぎりがつかずにいました。そんなときＰＳＭＡ治療を知り、セラノスティクス横浜に申し込んだのです。

すぐに渡航準備を始めましたが、当時はコロナ禍の真っ最中だったため、オーストラリアに入国するには、特別な治療ビザと2週間の隔離生活が必要でした。

それでも幸いなことに、オーストラリアに知人がいたため、なんとか長期滞在ができることになりました。コロナ禍のため何度も日本とオーストラリアを行き来するわけにもいかないと考え、2020年から翌年にかけてオーストラリアに4カ月滞在し、PSMA治療を3回受けることができたのです。

その結果、驚くことにPSA値が0・18まで激減。その後はPSMA治療を受けていないというのにPSA値は下がり続け、最初の治療から3年が経過した2023年12月には、ほぼゼロに近い0・02になっていたのです。

主治医からも「このようなケースは見たことがない」と驚かれました。あのときPSMA治療を受ける決断をしたことは、本当に正解だったと思います。

ステージ4と診断されてから10年が経とうとしていますが、今もまったく症状は出ていません。末期の前立腺がんであったことがうそのように、今では日本中の温泉巡りをしたり、元気にゴルフを楽しんだりしています。

PSMA治療体験談③

副作用が少ないPSMA治療なら高齢でも安心できる

空手師範代　Sさん（当時87歳）

2011年に前立腺がんと診断され、前立腺を全摘出する手術を受けました。ところが翌年にPSA値が上がり始め、ホルモン療法を受けることになったのです。

2015年には去勢抵抗性前立腺がんになり、新しいホルモン薬を試しましたが、3年後にはPSA値がさらに上昇し、抗がん剤治療を受けることに。

1年後には第二次抗がん剤治療になりましたが、骨転移がどんどん進行し、PSA値は600超え。すると、主治医から「これ以上の治療法は日本にはない」と言われ、オーストラリアで受けられるというPSMA治療を勧められたのです。

主治医の話では、PSMA治療は副作用も少ないといいます。私は若い頃から空手で鍛えていたので体力には自信がありました。高齢であっても体力がある私ならオーストラリアでPSMA治療を受けることが可能だと主治医に判断されたようです。

海外で治療を受けることに不安もありましたが、日本人通訳が病院に付き添ってくれ、滞在中の生活もサポートしてくれたので、安心して過ごすことができました。

すると、治療前は810もあったPSA値が、2回目のPSMA治療を終えた時点で9・2まで急激に低下したのです。私にPSMA治療を勧めてくれた主治医も、この効果にはたいへん驚いている様子でした。

通常は6〜8週間に1回のサイクルでPSMA治療を受けることが推奨されています。しかしこの結果を受けて、私が高齢であることを考慮し、期間を決めずにPSA値と体調の変化を注意深く観察しながらPSMA治療を重ねていくことになりました。

若い患者はどんどん前立腺がんが進行していくものですが、高齢者はゆっくり進行していくため、オーストラリアの医師の話では、「治療の間隔を長めにとって年2回くらいでもいいかもしれない」ということでした。

2023年末までに9回のPSMA治療。他の人に比べて多いほうだと思いますが、欧米では15回以上も治療を受ける人がいるそうなのでまだまだ大丈夫だと思っています。

セラノスティクス横浜を通じてPSMA治療を受けられた患者さんは、50代から80代まで幅広く、もっとも多いのは70代。ちなみに体験談にある当時87歳のSさんが最年長です。
Sさんは PSMA治療を9回受けられましたが、欧米の安全基準では、7回まではリスクがないことが確認されています。高齢でも体力のある人なら、回数が増えても間隔を空けて治療すれば問題ないでしょう。

また、PSMA治療を希望される患者さんは末期の方が多いですから、渡航する体力も求められます。あるとき寝たきりの患者さんが、介護タクシーに乗ってセラノスティクス横浜に訪れたことがありました。その状態では長時間のフライトや現地での長期滞在はさすがに無理があります。かえってリスクを冒すことになると判断し、丁重にお断りした次第です。

掲載した体験談は、当然のことながらPSMA治療がとても効いたからこそ報告されています。これだけを読むと、必ず前立腺がんに効く魔法のような治療法に思えるかもしれませんが、なかにはあまり効かなかった人もいれば、次第に効かなくなってお亡くなりになる方がいるのも事実です。

しかし、たとえ寿命が多少伸びた程度だったとしても、副作用が少ないPSMA治療には、闘病生活がとても楽になるという効果があります。健康だった頃と同じようにアクティブに行動できる人もいれば、体力を取り戻すことで前向きな気持ちになったという患者さんも大勢います。

副作用に悩まされながら家にこもって闘病生活を続けるのと、前向きな気持ちになって海外で治療を受けるのとでは、雲泥の差があるものです。

主治医から「もう治療法がない」と言われ、日本でふさぎ込んでいた末期の患者さんが、PSMA治療によってアクティブに行動できるようになり、滞在期間を延長して奥様と二人でオーストラリア観光を楽しまれたという例があります。

奥さまが「セカンドハネムーンの気分でした」と思い出を振り返るように話されていたのが、とても印象的でした。

たとえ前立腺がんは消せなかったとしても、残された人生を豊かにするお手伝いをできることが、私たちの励みになっています。

Column ④

ネットにまん延する誤った情報と正しい情報の見分け方

インターネットを見ていると、「セックスしすぎると前立腺がんになりやすい」「マスターベーションしないと前立腺がんになりやすい」といったことを、まことしやかに語る人を見かけます。こじつけようと思えば、尿道に細菌が入って前立腺に炎症ができるとか、前立腺の血流がよくなるとか、それらしいことは言えますが、いずれもエビデンスのない偽情報です。予防のためにセックスを控える必要もなければ、頻繁に射精する必要もありません。

また、前立腺がんが男性ホルモンに影響されることから、ヒゲが濃い人や薄毛の人など「男性ホルモンが強い人ほど前立腺がんになりやすい」といった情報が飛び交っていますが、これも誤りです。調査研究によると、男性ホルモンを大量に投与している人の罹患率が上がるというデータは出ていません。

あるいはホルモン療法から類推し、男性ホルモンを抑制するＡＧＡ治療薬に予防効果があるという人もいますが、こちらも調査研究の結果、効果がないことが明らかになっています。

もちろんなかには正しい情報もあります。たとえば「親が前立腺がんだと前立腺がんになりやすい」というのは本当です。前立腺がんには遺伝的要因があり、家族に前立腺がんの人がいると、罹患リスクが2・4〜5・6倍に高まることが知られています。また、「肥満の人は前立腺がんになりやすい」というのもうそではありません。メタボとの関連性については、海外でさまざまな調査研究が行われており、どれも前立腺がんのリスクを高めると結論づけています。

誤った情報と正しい情報の見分け方は、ファクトチェックが行われているかに尽きます。臆測で語られた情報のほとんどは、偽情報と考えて間違いないでしょう。ただし、ファクトチェックは判定が非常に難しいもので、相反する結果が導き出されることがよくあります。できれば、いくつかの検証結果を見比べて真偽を確かめたいものです。

第6章

前立腺がんを予防する生活習慣

前立腺がんを予防する食生活とは

標準治療から先進医療まで、前立腺がんのさまざまな治療法を解説してきましたが、一番の対策は、やはり前立腺がんにならないことでしょう。この章では前立腺がんの予防法についても触れておきたいと思います。

前立腺がんの発症のメカニズムがいまだ解明されていないため、「この食べ物に予防効果がある」と明確に言えるものはありませんが、日本で前立腺がんが増えた要因に食生活の欧米化が指摘されているように、飽和脂肪酸のとりすぎには気をつけたほうがいいでしょう。

飽和脂肪酸は、肉類、乳製品などに多く含まれ、悪玉コレステロールと中性脂肪を増やす働きがあります。現代人のメインディッシュは肉料理が多くなりがちですが、昔の日本人のように魚料理を中心にするといいでしょう。

魚の脂に含まれる不飽和脂肪酸は、前立腺がんの増殖を抑制するという報告もあります。30年間にわたってスウェーデン人男性を追跡した調査研究では、魚をほとんど摂取しないグループと、多く摂取するグループを比較したところ、前者のほうが前立腺がんの発症リスクが2・3倍高く、前立腺がんで死亡するリスクも3・3倍高いことが示されています。

不飽和脂肪酸を多く含む食品は、青魚、オリーブオイル、ナッツ類など。前立腺がんの増殖を抑制してくれるだけでなく、美肌効果や血圧を下げる効果もあるので、積極的に食事に取り入れるといいでしょう。

逆に動物性脂肪の肉類、牛乳、バターはトランス脂肪酸を多く含み、悪玉コレステロールを増やします。また、マーガリンやスナック菓子にもトランス脂肪酸が多く含まれるので、メタボにならないためにも食べすぎは禁物です。

肥満は、前立腺がんのリスクを高めることが明らかになっています。

ある研究では、BMI30以上の男性は、高リスクの前立腺がんの罹患率が78％増加することが報告されています。約15万例を対象とした研究においても、BMIが高いと致死的な前立腺がんの発症リスクを高めるという結果が示されました。さらにメタボの人が前立腺がんになると、転移のリスクが4倍になるという報告もあるので、BMIが高い人はダイエットをお勧めします。

BMIは「体重÷（身長×身長）」で割り出すことができます。たとえば体重65kg、身長170㎝の場合、「65㎏÷（1・7×1・7）＝約22・5」となります。

BMIの値「22」が標準体重とされ、もっとも病気になりにくい体形とされています。ちなみに18・5以下が痩せ気味、25以上は肥満気味となるので、できるだけ標準体重を保つことを意識してください。

悪玉コレステロールを増やさないためには、日頃からヘルシーな食生活を心がけることが大切です。たとえばバターではなく、オリーブオイルで魚料理を調理し、小腹が空いたらスナック菓子ではなく、ナッツ類で間食を取るといった食生活です。ただし、食べすぎると結局は太ってしまうので、腹八分目くらいにしておきましょう。

野菜や果物の「抗酸化作用」もがんの予防に効果があると考えられています。

呼吸で取り入れられた酸素の数％は、体内で活性酸素に変化します。活性酸素はウイルスなどを撃退する重要な役割を担っていますが、これが増えすぎると細胞を傷つけてしまうのです。活性酸素による細胞障害が、がんの発症や細胞の老化に関連するものと考えられ、それを抑えてくれるのが「抗酸化物質」です。

野菜や果物の色素成分である「βカロチン」が抗酸化物質として知られています。βカロチンの含有量が一定以上の野菜は、「緑黄色野菜」と呼ばれています。

具体的には、しそ、にんじん、ほうれん草、かぼちゃ、にら、小松菜などです。

緑黄色野菜を「ゆでる」「煮る」などの加熱調理をすることで、βカロチンの吸収率をアップさせることができます。

同じく抗酸化作用を持つビタミンCやビタミンEと一緒に摂取すると、相乗効果で抗酸化作用がさらに高まります。ビタミンCは緑黄色野菜にも含まれていますが、より効果を高めたい人は、ビタミンCが豊富な果物を一緒に食べるといいでしょう。

ビタミンEは、ナッツ類や魚の卵に多く含まれています。ちなみにビタミンE自体にも、前立腺がんの予防効果があるとする研究もあります。

フィンランドで行われた比較調査では、ビタミンEが投与されたグループにおいて前立腺がんの発症が少なかったことが報告されています。一方で、ビタミンEは前立腺がんのリスクを17%上昇させるという報告もあり、議論が分かれるところです。

また、食事が体内に及ぼす炎症反応が高いと前立腺がんのリスクが高くなるという報告もあります。抗炎症作用がある食材では、玄米やオートミールなどの全粒穀物をはじめ、魚、野菜、果物などが挙げられます。白米ではなく玄米にしたり、全粒粉のパンやパスタに変えたりするといいかもしれません。

前立腺がんの予防については、「これさえ食べていれば安心」といった特定の食品はなく、主食、主菜、副菜をバランスよく食べることが大切です。

前立腺がんが発症しやすくなる50代以降は、生活習慣病になりやすい年齢でもありますから、偏った食事にならないように心がけることが肝要です。

食事は健康の礎ですから、明日からでも実践してみてください。

前立腺がんのリスクに関わる嗜好品やサプリは？

食生活に続いて嗜好品《しこう》や特定の栄養素についても考えてみたいと思います。

多くの男性にとって気になるのは、喫煙やアルコールによる前立腺がんの影響ではないでしょうか。いかにも前立腺がんのリスクを高めそうですが、実はどちらも直接的な因果関係は認められていません。

やめる必要がないとわかって、ほっとした男性も多いと思います。

しかし、タバコには発がん性物質をはじめ、さまざまな有害物質が含まれているので、がん全般と生活習慣病の予防のためにも控えたほうがいいでしょう。

ヨーロッパの研究では、ヘビースモーカー（1日25本以上）、もしくは喫煙歴40年以上は、前立腺がんの死亡リスクが高くなると報告されています。タバコが体によくないのは自明のことですから、死期が早まるのも当然かもしれません。

お酒も前立腺がんに影響はないと考えられていますが、肝臓がんや食道がんの危険因子であることは明らかですし、糖尿病などの生活習慣病にも関わるので、いずれにせよ飲みすぎは禁物です。できるだけ休肝日を設けるようにしてください。

アルコールの中でも、赤ワインに含まれるポリフェノールに前立腺がんの予防効果があるとする説もあります。私がカナダにいた頃に同僚の研究者がポリフェノールを研究し、効果があると結論づけましたが、こうした効果の判定は、必ずといっていいほど相反する結果が出てくるものです。

嗜好品では、コーヒーに予防効果があると考えられていますが、こちらも相反する結果が出ているので、真偽のほどは定かではありません。

アメリカの研究では、多量のコーヒー摂取は、進行性前立腺がんの発症リスクを低下させると報告されています。イギリスの研究でも多量のコーヒー摂取によって悪性度の強い前立腺がんのリスクが低下することが認められたものの、前立腺がん全体のリスクには影響がなかったと報告しています。結局のところ、予防効果があるのかないのか、はっきりとしたことはわからないわけです。

前立腺がんの予防効果が認められた嗜好品では「緑茶」があります。

緑茶に含まれるカテキンに抗腫瘍効果があるとされ、日本で大規模な比較調査が行われました。40～69歳の男性を追跡調査したところ、1日5杯以上の緑茶を飲むグループは、1日1杯のグループに比べ、進行性前立腺がんの発症リスクが明らかに低いことが示されたのです。また、緑茶のサプリメントを投与する比較試験においても、1年後の針生検で前立腺がんの発生が抑制されたことが報告されています。

前立腺がんを予防する栄養素では、大豆に含まれる「イソフラボン」も注目されています。イソフラボンには女性ホルモンと似た働きがあるため、男性ホルモンを抑制し、前立腺がんのリスクを低下させるのではないかと考えられています。

陰性と診断された人を対象に、イソフラボンを投与したグループと投与していないグループに分けて1年後に針生検を行ったところ、65歳以上において、前者のグループのほうが前立腺がんの検出率が低かったことが報告されています。

欧米人に前立腺がんが多い理由として、「大豆を食べているかどうか」という食生活の違いも指摘されています。そう言われると、たしかに昔の日本人はよく納豆や豆腐を食べていたものですが、今はだいぶ大豆食品の消費が減ったように思います。

イソフラボンの一種である「ゲニステイン」は、女性ホルモンと似た働きをするだけでなく、強い抗酸化作用があることで知られています。納豆、豆腐、醤油《しょうゆ》などから摂取できますが、もっとも含有量が多いのは「きな粉」とのことです。

トマトに含まれる赤い色素の「リコピン」も抗酸化作用が強く、前立腺がんの予防効果がある栄養素として注目されています。

トマトをそのまま食べるのもいいですが、加熱すると体内に吸収されやすくなるので、トマトソースやスープにして食べるといいでしょう。

海外の比較調査では、トマトソースを週2回以上摂取するグループは、前立腺がんの発症リスクが抑えられたのに対し、野菜のトマトでは差がなかったと報告されています。また、トマト缶や加熱調理したトマトのほうが致死的な前立腺がんの発症リスクが減少するとも報告されています。

イソフラボンやリコピンは、サプリメントで手軽に摂取することもできるので、日々の暮らしに取り入れてみるのもいいでしょう。

また、医療用医薬品では、カルシウムの吸収を助ける活性型ビタミンD_3「カルシトリオール」が、前立腺がんの発症リスクを低下させるというデータがあります。限局性前立腺がんの患者に投与したところ、3カ月後には20％の患者においてPSA値が25％以上低下したと報告されています。

ただし、カルシウムの過剰摂取は前立腺がんのリスクを高める可能性があります。ある比較調査では、1日2000㎎のカルシウムを摂取するグループは、1日500㎎未満のグループに比べ、転移性前立腺がんのリスクが5倍近くになると報告されています。ホルモン療法を行っている場合、骨粗しょう症になりやすいのでカルシウムを補給したほうがいいのですが、過剰摂取には注意が必要です。

栄養素にしても医薬品にしても、前立腺がんの予防効果を期待して摂取しすぎると、逆効果になることがあります。なにごともほどほどにしておくのが賢明でしょう。

メタボは前立腺がんの大敵!?

前立腺がんの予防につながる生活習慣については、食生活以外にこれといったものはなく、リスクを高めるようなNG行為も特にはありません。普段どおりの生活でかまいませんが、前立腺がんが発症しやすい50代以降は、生活習慣病のリスクが高まる年齢でもあるので、日頃から健康づくりに励むことが大切です。

「食事・睡眠・運動」が健康の三原則。運動するとお腹が空くので食事をおいしくいただけますし、体が疲れると眠りも深くなります。このサイクルを回していけば、自然と病気になりにくい体を作ることができるでしょう。

あとは万病の元になるストレスを溜め込まないことです。

仕事やお金の心配、人間関係や家族の問題、病気や死の不安等々、現代人はさまざまな心配事に囲まれて生活していますが、くよくよ考えても何も解決することはなく、かえってストレスが溜まって免疫力が下がっていく一方です。あまり深く考えすぎずに心を楽にして過ごすといいでしょう。それでも心が晴れないようでしたら、体を動かしてリフレッシュするのがお勧めです。

カナダ人を対象とした研究では、日頃から積極的に運動している50代前半の男性は、前立腺がんのリスクが低いことが報告されています。

水泳やジョギングなどの有酸素運動がお勧めですが、続けることが大切なので、気軽にできるウォーキングから始めてみてはいかがでしょう。

ウォーキングについては、前立腺がんのリスクを下げるという報告もあります。

ハーバード大学で行われた前立腺がん患者2750名を対象とした追跡調査では、「週3時間未満のウォーキング」をしているグループと、「週3時間以上のウォーキング」のグループを比較したところ、後者のほうが前立腺がんの再発・転移・死亡のリスクが57％低かったことが確認されています。アメリカではがん患者のウォーキングが推奨され、「ウォーキングでがんを抑えよう」というサークルがあるほどです。

スポーツジムで筋トレを始めてみるのもいいと思います。

筋トレをすると男性ホルモンのテストステロンが分泌されるので、前立腺がんのリスクが高まることを心配されるかもしれませんが、そのような事実はありません。

たしかに前立腺がんの治療では、男性ホルモンの分泌を抑えるのが基本ですが、男性ホルモンが前立腺がんの原因になることはないのです。

はっきりとしたメカニズムはわかっていないものの、運動することで分泌されたテストステロンは、筋肉が増量する際に消費されるという説を唱える専門家もいます。

メタボ対策としても適度な運動が推奨されています。

スウェーデンの研究では、メタボの患者を34年間にわたって追跡調査したところ、前立腺がんの発症リスクが高かったことが確認されています。

同じく韓国の研究においても、中性脂肪、コレステロール値、血圧、腹囲など、いくつかの要素をメタボ因子として前立腺がんとの関連について調べたところ、メタボ因子の多い男性ほど前立腺がんの発症リスクが高いことが示されました。

前立腺がんの予防においては、飽和脂肪酸をとりすぎないバランスのよい食生活を心がけるとともに、積極的に運動してメタボ対策をするといいでしょう。

前立腺がんの治療中も適度な運動が大切になってきます。特にホルモン療法は筋肉量が落ちるので、意識的に筋肉を補強する必要があります。

かつて「日本のゴルフ界のドン」と呼ばれたプロゴルファーの杉原輝雄さんは、59歳で前立腺がんを発症し、手術をすると3カ月はクラブを握れなくなるため、ホルモン療法を選択されました。ところが副作用によって筋力が低下し、飛距離が落ちてしまったのです。そこで杉原さんはPSA値が落ち着いているときはホルモン療法を休止し、加圧トレーニングで筋力を補強したのです。

杉原さんは闘病を続けながら現役を続行し、73歳で同一大会51年連続出場という世界記録を樹立しました。杉原さんの不屈の闘志あってのことであり、誰にでも真似できることではありませんが、気持ちだけでも見習いたいものです。

また、筋肉が減ると燃焼するエネルギー量が減少するため、治療前と同じ量を食べていると太りやすくなります。カロリーコントロールのためにも運動が推奨されます。ただし、骨密度が低下しているので、過度な運動は控えたほうがいいでしょう。

治療後の生活では、手術後しばらくは長時間のデスクワークは避けるようにしてください。座りっぱなしになると、骨盤周辺の血液やリンパ液の流れが悪くなり、リンパ浮腫や排尿障害が起きる可能性があります。

前立腺がんを発症すると、治療が長期にわたり、長い付き合いになるものです。たとえ治療でＰＳＡ値が下がっても、再発の不安が常につきまといます。心配しすぎてストレスを溜め込まないためにも、定期的にＰＳＡ検査を受けることが大切です。治療後５年間は３カ月ごと、以降は半年ごとに検査を受けるのが目安です。

もちろん治療中の人だけでなく、50代になったら年に一度はＰＳＡ検査を受けるようお願いします。陰性であれば不安は解消されますし、たとえ前立腺がんの疑いが見つかっても、早期なら根治を目指すことも十分に可能です。

ある意味、ＰＳＡ検査が前立腺がんの一番の予防法と言えるかもしれません。

あとがきにかえて

かつて前立腺がんは、日本人には無縁のがんのように思われていました。それが今や患者数は9万4748人を数え（「国立がん研究センター　がん統計2019年」より）、男性がんの第1位です。

発症する年齢で一番多いのは昔も今も70代ですが、この10年ほどでどんどん若年化が進み、50代で発症する人も珍しくありません。

私が大学病院の勤務医だった頃は、めったに50代の患者さんを見かけませんでした。40代ともなると、勤務医時代の20年ほどの間に1人だけです。ところが、2013年に馬車道さくらクリニックを開業してから、40代で前立腺がんと診断される患者さんも時々見かけるようになりました。

長年、前立腺がんを研究してきた私からすると、近年の前立腺がんの急増と若年化は驚くべき事態であり、強い危機感を感じています。

だからこそ、50代になったら必ずPSA検査を受けてほしいのです。

日本で前立腺がんが急増した背景として、ＰＳＡ検査で早期の前立腺がんが発見されるようになったことが指摘されています。

私が医師になった１９９１年当時は、前立腺がんの手術がほとんどありませんでした。前立腺がんはそもそもまれな病気と思われていて、骨の痛みや血尿といった症状が出てから前立腺がんが見つかるのが常であり、症状が出ていることは、前立腺がんにおいては、手遅れであることを意味します。

ＰＳＡ検査によって前立腺がんの罹患数が増えているのは事実ですが、自覚症状のない早期の前立腺がんが発見できることで、手術や放射線療法といった根治治療が選択できます。

80年代後半からＰＳＡ検査が普及したアメリカでは、50歳以上の男性の75％がＰＳＡ検査を受診しています。それに伴い患者数は増えましたが、早期のうちに治療しているため、死亡数は年々減少しているのです。

それに対し日本におけるＰＳＡ検査の普及率は、わずか３割ほど。もしアメリカと同程度の普及率になったら、罹患数が20万人を突破してもおかしくありません。

だったらＰＳＡ検査が普及しないほうがいい、と思うかもしれませんが、罹患数が増えることよりも、死亡数を減らすことのほうが大事ではないでしょうか。

しかし、ＰＳＡ検査によって前立腺がんが見つかったとしても、どの治療法が最適かを見極める最初の診断が、きわめて曖昧なのが現状です。

たとえば限局性がんと診断され、前立腺全摘除術を受けたにもかかわらず、実は転移があって再発したり、最初にステージ４とわかっても、どこに転移しているかがわからないため、体に負担のあるホルモン療法になることが往々にしてあります。

早期に発見できれば、たしかに前立腺がんはそれほど怖いものではありませんが、初期治療を誤ると、いずれは死に至るのが前立腺がんです。

そして治療が長引けば長引くほど、副作用に悩まされる日々が延々と続きます。ステージ４の標準治療であるホルモン療法の場合、男性ホルモンを抑えることで男性活力が失われるばかりか、更年期障害のような症状が出ることもあります。

働き盛りの50代でそうなると、仕事に支障をきたしますし、ホルモン療法は毎月の薬代が高額になるので、経済的にもひっ迫してくるでしょう。

高額療養費制度を利用するにしても、国が医療費を負担していますから膨大な医療費が国の財政を圧迫してきます。ましてやお父さん世代が元気に働けなくなることは、日本経済にとって大きな損失となるはずです。

けっして未来は楽観できませんが、その一方で医療技術は年々進歩しています。なかでも期待されるのが、欧米諸国で認可されたPSMA PET検査とPSMA治療（本書ではまとめて「PSMA医療」としました）でしょう。

私が本書でお伝えしたかったことは、みなさんにPSA検査の受診をお願いすることと、前立腺がんの診療を劇的に変えるであろうPSMA医療を知ってもらうことの2つでした。

PSMA PET検査の最大の利点は、早期の転移がんが発見しやすいばかりか、どこに転移しているかまで特定できることです。

これまでは初期治療で根治できなければ、ホルモン療法に移行するのがルーティンでしたが、PSMA PET検査で転移の場所がわかれば、ピンポイントで放射線治療を行うなど、体への負担が少ない治療も可能です。今後はPSMA PET検査によって必要最小限かつ効果的な治療法を選択し、できるだけホルモン療法を遅らせる方向になっていくことでしょう。

それでも前立腺がんが進行し、末期の段階になったとしても、今度は全身の転移がんに有効なＰＳＭＡ治療があります。

今のところ日本では認可されていないため、オーストラリアをはじめとするＰＳＭＡ医療の先進国で治療を受けるしかないのが現状ですが、今後、日本でＰＳＭＡ医療が普及し、前立腺がんの治療が劇的に変わったとき、本当の意味で「前立腺がんはステージ４でも怖くない」と言える日が来るはずです。

その日が来るまで、ＰＳＭＡ医療の啓発活動が私のライフワークになるでしょう。

本書が、前立腺がんに苦しむ患者さんに希望をもたらすことができたなら、これに勝る喜びはありません。最後までお読みいただき、ありがとうございました。

２０２４年７月

車 英俊

◆プロフィール

車 英俊（くるま・ひでとし）

医療法人さくら 馬車道さくらクリニック院長／
一般社団法人セラノスティクス横浜理事／医学博士

1965年福岡県遠賀郡生まれ。

防衛医科大学を卒業後、海上自衛隊に任官。

護衛艦の船医としてアメリカと日本を幾度も往復。また、国連PKO（ゴラン高原）ではカナダ軍、オーストリア軍、ポーランド軍と混成医療チームを形成。

自衛隊を退官後、北里大学大学院で医学博士号を取得。

北里大学病院、東京慈恵会医科大学附属病院泌尿器科に勤務。

その間、カナダのバンクーバー前立腺センターで前立腺がんの先端研究に従事。

2013年、医療法人さくら 馬車道さくらクリニックを開院。

2019年、一般社団法人セラノスティクス横浜を開設。

日本におけるＰＳＭＡ医療の第一人者。

企画協力　株式会社天才工場　吉田 浩
編集協力　川内 昭治、大寺 明
組版・図版　株式会社プロ・アート
イラスト　Maman2626
装　幀　華本 達哉（aozora.tv）
校　正　藤本 優子

ストップ！　前立腺がん
ＰＳＭＡが変える日本のがん医療

2024 年 9 月 15 日　第 1 刷発行

著　者　車 英俊
発行者　松本 威
発　行　合同フォレスト株式会社
郵便番号 184-0001
東京都小金井市関野町 1-6-10
電話 042（401）2939　FAX 042（401）2931
振替 00170-4-324578
ホームページ　https://www.godo-forest.co.jp/
発　売　合同出版株式会社
郵便番号 184-0001
東京都小金井市関野町 1-6-10
電話 042（401）2930　FAX 042（401）2931
印刷・製本　モリモト印刷株式会社

■落丁・乱丁の際はお取り換えいたします。

ISBN 978-4-7726-6258-1　NDC 492　188 × 130